Grupos sanguíneos y dieta

Valeria Mangani
Adolfo Panfili

Terapias Verdes
Vida sana

Edición original
Gruppi sanguigni e dieta
© 2001 Tecniche Nuove S.p.A., Milano, Italia

Edición española
Primera edición: julio de 2004
Tercera edición: octubre de 2007
© de esta edición: Terapias Verdes, S.L.
Aragón 259, 08007 Barcelona

Traducción: **Julieta Carmona Lombardo**
Revisión médica: **Dra. Ana Alesón**
Diseño de la colección: **Toni Miserachs**

Fotocomposición: Víctor Igual, S.L.
Peu de la Creu, 5-9, 08001 Barcelona
Impresión: Gráficas 94, S.L.
Polígono Can Casablancas,
calle Garrotxa, nave 5
08192 Sant Quirze del Vallès
Depósito legal: B-47.963-2007
ISBN: 978-84-96707-33-7

A nuestros padres

La sangre real

Érase una vez un médico recién licenciado que tenía que pasar su primera noche de guardia en el hospital, etapa indispensable para demostrar su valor y convertirse luego en un buen médico. Mientras pasaba la noche solo le visita una visión sagrada. Le aparece el Santo Grial, símbolo de la Gracia Divina. Una voz le dice: «Tú custodiarás el Grial para que pueda curar los corazones de los hombres». Pero el médico, cegado por la visión de una vida llena de poder, de gloria y belleza, en un estado de completo estupor, se sintió por un momento no como un médico, sino omnipotente... como Dios. Alargó la mano para coger el Grial y este se desvaneció dejándole la mano tremendamente quemada por el fuego. A medida que el médico progresaba, la herida se hacía más profunda hasta que un día la vida ya no tuvo más sentido para él. No se fiaba de nadie, ni de sí mismo. No podía amar... ni sentirse amado. Se sentía enfermo por tener demasiada experiencia y empezó a morir. Un día un paciente entró en su ambulatorio y encontró al médico solo. Al tratarse de alguien de espíritu simple no se percató de que estaba ante el famoso y renombrado médico, sólo vio a un hombre solo que estaba sufriendo. Entonces le preguntó: «¿Qué te duele, amigo?». A lo que el médico contestó: «Tengo sed, querría un poco de agua para refrescarme la garganta». Entonces el paciente cogió una taza que estaba cerca de la cama, la llenó de agua y se la ofreció al médico que, al empezar a beber, se dio cuenta de que la herida estaba cicatrizando. Se miró las manos y vio que tenía el Santo Grial, lo que había buscado toda la vida. Se volvió hacia el paciente y le preguntó con estupefacción: «¿Cómo has podido encontrar tú lo que mis eruditos profesores no han encontrado jamás en los libros?». El paciente respondió: «No lo sé. Sólo sabía que usted tenía sed».

Índice

Introducción

La sangre divina, mezclada con la tierra, da vida a los seres.

Antigua tradición caldea

La sangre representa el fuego sagrado de la naturaleza que arde silenciosamente desde hace milenios en nuestros vasos sanguíneos de simples mortales a la espera de ser descubierto. Igual que la lava de un volcán hierve incandescente en las vísceras sinuosas de la Tierra, este fluido mágico difunde incansablemente y de la misma forma su ímpetu vital a cada órgano, tejido, célula o aparato, nutriéndonos desde tiempos inmemoriales en la evolución desde simples átomos de carbono a seres pensantes.

En el microcosmos de una «simple» gota de sangre, visible sólo gracias a la lente de un microscopio, están contenidos los códigos de la vida y en ella se desarrolla el eterno proceso alquímico de la vida, perpetuado en pocos micrones de espesor.

Aunque sea invisible, un glóbulo rojo encierra en sí, igual que una caja china, miles de secretos que sólo el ojo y el «corazón» más despiertos podrán desvelar...

¿Puede un libro tener un objetivo más noble, querido lector, que el de aumentar el conocimiento con una información equilibrada y objetiva, proporcionándole a tu espléndido corazón la redención del más antiguo de los derechos: el derecho a estar sano?

Y el sustento más digno para el corazón del hombre no es otro que el más noble de los líquidos: la sangre.

Podrá sorprender el concepto de formular unos consejos prácticos sobre el empleo de un nuevo tipo de suplementos alimenticios destinados a mejorar no sólo la economía de los productores, sino concebidos primariamente para mejorar la salud de la sangre del consumidor.

¿Otra dieta? En cierta forma la hemodieta es la verdadera dieta y no pertenece a quien la escribe, sino a toda la humanidad. Está orientada a la emancipación científica y a la planificación práctica de la alimentación en función de la pertenencia a un grupo sanguíneo bien determinado. Aprenderá por qué la dietología retrógrada y obsoleta que proponía unas costumbres nutricionales para todas las tallas es en realidad demasiado estrecha para sus aspiraciones y necesidades. ¿Es mejor una costumbre hecha a medida o una preconfeccionada? ¿Y una dieta a medida?

La respuesta la tendrá después de la lectura.

Los autores proponen el uso de una nueva palabra: Hemonutricéutico@, para la que no es difícil prever un porvenir prometedor en el camino hacia el crecimiento de la conciencia nutricional y el bienestar total del cuerpo y, ya que no es nocivo, para la mente y el cuerpo.

La importancia del grupo sanguíneo

> *¡Que no quiero verla!*
> *Dile a la luna que venga,*
> *que no quiero ver la sangre*
> *de Ignacio sobre la arena.*
> Federico García Lorca,
> *Lamento por Ignacio Sánchez Mejías*

En el transcurso de la historia de la humanidad han evolucionado diferentes grupos sanguíneos en distintas zonas climáticas extrayendo de cada lugar mucho más que el simple derecho de nacimiento; como plantas dotadas de «raíces móviles», los seres humanos han obtenido de la tierra, de las aguas y de los lugares mucho más que el mero derecho de existir, han extraído la quintaesencia de la linfa vital que ha permitido la evolución hasta nuestros días.

Como si se tratara de un cofre, nuestra sangre contiene fragmentos encriptados de programas heredados de nuestros antepasados que todavía se están intentando descodificar en forma de una especie de jeroglíficos denominados «genes», como si fueran los «genios» de la lámpara de la vida. De todos ellos hay uno en particular que lleva consigo los elementos del gen del grupo sanguíneo ABO, ubicado en la rama q del cromosoma número 9, alrededor de la banda 34. Estos se diferencian posteriormente en tres alelos (formas alternativas de los genes) fundamentales del grupo sanguíneo ABO; los alelos determinan los aspectos morfológicos y funcionales del color de los ojos, los cabellos y otros muchos rasgos distintivos, incluidos los diversos grupos sanguíneos: 0, A, B, AB.

Los genes están multitudinariamente amontonados el uno al lado del otro y es por tanto inevitable que interactúen entre sí y ello nos proporciona datos plausibles e incontrovertibles sobre porqué el grupo sanguíneo puede condicionar muchos y muy variados sistemas fisiológicos, desde las hormonas, hasta las enzimas, pasando por las sustancias neuroquímicas, etc.

El empleo de sofisticados *softwares* ya está ayudando a intuir mejor el significado de estos símbolos vitales y de sus interacciones, que constituyen el código que más puede ayudarnos a comprender la importancia vital de la sangre y los misterios que encierra. La relación entre el gen del grupo sanguíneo y los otros genes ya ha sido demostrada por ejemplo en lo que respecta a la predisposición a padecer tumor de mama, como lo confirmaron Skolnick y otros, que en 1984 publicaron en la prestigiosa revista *Genetic Epidemiology* I (4) un estudio que demostraba la susceptibilidad de enfermar de cáncer de mama personas que tenían un gen situado cerca de la banda q34, del cromosoma 9.

A simple vista la sangre es un líquido homogéneo de color rojo. Pero cuando se observa con el microscopio se descubre un inesperado universo compuesto por una multitud de estrellas y planetas diferentes. Los glóbulos rojos, particularmente abundantes, son ricos en hemoglobina, una proteína que, como si fuera un anillo, tiene engarzado en lugar de una gema el preciado hierro, cuya noble función es contener el oxígeno, transportarlo y difundirlo sabiamente por todas las células del organismo.

Los glóbulos blancos, mucho menos numerosos que los rojos, recorren incansablemente el interminable sistema circulatorio como centinelas, listos para detectar la más mínima anormalidad y combatir y derrotar a los invasores.

Las plaquetas, en cambio, son indispensables para el correcto desarrollo del proceso de coagulación.

Todos estos elementos están inmersos en un líquido llamado plasma que, a su vez, contiene numerosas proteínas que cumplen funciones muy variadas. Aunque parezca mentira, no todo el mundo conoce su propio grupo sanguíneo, a pesar de que sea el silencioso compañero de nuestra existencia y, por qué no mencionarlo ahora, desde los primeros latidos cardiacos.

Quizá esto se deba a que la mayoría de las personas concibe la sangre como un líquido estático e inerte que se torna fluido y vital sólo cuando brota de improviso de una herida.

Sólo cuando perdemos a alguien o algo que amamos nos damos

cuenta de su importancia. A través de los incesantes estragos del paso del tiempo, la madre naturaleza ha creado el versátil ADN del género humano como si fuera cera blanda, forjándolo perfectamente a medida en el transcurso de la historia de la evolución.

Constantes y continuas pruebas y ajustes del timón biológico para navegar en las mareas llanas, así como en las tempestades y tormentas, han permitido al hombre sobrevivir, modificándose y adaptándose a las condiciones ambientales más dispares, «confeccionando» los grupos sanguíneos.

El nexo entre grupo sanguíneo y grupo inmunitario se hace evidente si consideramos los datos estadísticos y las incidencias nosológicas que favorecen al grupo sanguíneo más predispuesto a presentar un tipo de patología en vez de otra.

La palabra «inmune» deriva etimológicamente del latín *inmunis*, que en el antiguo Imperio romano indicaba las ciudades exentas de impuestos, aquellas que por sus méritos se ganaban la inmunidad.

En cierto sentido, el grupo sanguíneo representa eso, un «mérito» logrado por el organismo del hombre en el transcurso de la campaña de guerra más larga que haya existido jamás: la evolución de la humanidad.

Cada día, en el transcurso de miles de batallas, el sistema inmunitario cumple la función de identificar y aceptar todo aquello que biológicamente nos corresponde y destruir todo lo que nos es extraño, en la perpetua cruzada en defensa de la sangre real que se aloja en sus venas y arterias, querido lector.

Esta maravillosa fortaleza se ve malograda por las tonterías de la humanidad que, impertérrita, continúa virtiendo en los ríos de oro del ser, las negaciones de la vida.

Estas negaciones se presentan ya sea en forma de violencia o prevaricación o daños al ambiente, a la flora, la fauna, la contaminación, deformaciones génicas anunciadas y mantenidas puntualmente. El sistema inmunitario, igual que un toro herido y cegado por la sangre que se derrama de las heridas abiertas, es capaz de infligirse a sí mismo horrendas mutilaciones en el intento extremo de cortar los tejidos infectados en el proceso de defensa, cuya importancia es estratégica en la perpetuación de la especie.

En realidad, el sistema inmunitario puede atacar órganos y tejidos cuando estos están congestionados de toxinas y venenos con la esperanza de impedir el posterior libre acceso de microorganismos o sustancias dañinas.

Igual que un intruso que se cuela en una fiesta sin invitación y el servicio de seguridad lo expulsa, el sistema inmunitario actúa de forma análoga y toma medidas para alejar a los eventuales e indeseados agresores.

A pesar de su complejidad cibernética, el sistema inmunitario responde como un interruptor a los valores *on* y *off* (encendido y apagado) desempeñando dos funciones fundamentales: reconociendo el «nosotros» y neutralizando el «ellos», los invasores.

Igual que en la actualidad, en Aquilea permanecen los daños del paso de Atila, todo eso deja una invisible pero indeleble huella, primero, en el código genético y luego, en el grupo sanguíneo que, como si se tratara de una cinta magnética universal, retendrá con la criptografía del alfabeto de sus genes modificados los impactos evolutivos y ambientales experimentados.

Cuando un buen día se hayan sumado, las deudas inmunitarias madurarán y seguirán fermentando en el ámbito de un grupo sanguíneo u otro desencadenando no pocas molestias y enfermedades fruto de la ley de causa y efecto a la que nada puede escapar en el terreno de la biología de la especie, como una especie de inevitable contrapaso kármico.

Dime tu grupo sanguíneo y... ¡te diré quién eres!

El que aumenta en sabiduría aumenta en dolor.
Giordano Bruno, *De gli eroici furori*

La naturaleza ha dotado al sistema inmunitario de un software muy sofisticado y preciso basado en unas sustancias químicas particulares que se llaman antígenos y que le permiten establecer la tolerabilidad o la extrañeza de una molécula.

Todas las formas de vida, desde las más simples hasta las más complejas, poseen una especie de «huellas digitales biológicas» representadas por los antígenos exclusivos correlacionados con los grupos sanguíneos, entre los más potentes de la amplia reserva antigénica humana.

Su sensibilidad es tal que nos garantiza un sistema de alarma extremadamente eficaz y de alerta. Cuando nuestras defensas inmunitarias entran en contacto con moléculas sospechosas (por ejemplo, con el antígeno extraño de una bacteria), lo primero que se hace es consultar con el antígeno que determina el grupo sanguíneo para saber si el intruso es un amigo o un enemigo.

Cada grupo sanguíneo se caracteriza por la presencia de un antígeno específico al que, entre otras cosas, le debe su nombre.

Para entender mejor la naturaleza de los antígenos específicos de cada grupo sanguíneo hay que imaginárselos como antenas que sobresalen de la superficie de las células.

Esas antenas están compuestas de dos partes: el tallo que sirve como soporte y la extremidad que hace las veces de receptora y transmisora. El soporte a su vez está formado por la unión de numerosas moléculas de un azúcar llamado fucosa. El grupo sanguíneo más simple se ha denominado 0 (cero), justamente para indicar la ausencia de antígenos: en este caso las células sólo tienen como soporte la antena, es decir, las cadenas de fucosa.

En el grupo sanguíneo del tipo A hay que sumarle a la fucosa otro azúcar llamado N-acetil-galactosamina.

En el caso del grupo sanguíneo del tipo B, al aporte de fucosa hay que añadirle el de otro azúcar llamado D-galactosamina.

En lo que respecta al grupo AB, aparte del soporte de fucosa se unen ya sea la N-acetil-galactosamina o la alfa-D-galactosa.

Llegados a este punto se podría objetar que existen otros métodos de identificación de la sangre: normalmente cuando nos dicen el grupo sanguíneo a la letra de alfabeto se le añade la palabra «positivo» o «negativo».

El factor Rh representa una clasificación ulterior que no tiene nada que ver con el sistema AB0. Hay otras clasificaciones que hablan de «secretores» y «no secretores».

Indudablemente se trata de distinciones importantes en el ámbito médico, pero irrelevantes en lo que respecta a los aspectos que examinaremos en este libro.

Grupos sanguíneos y antígenos

SI PERTENECE AL	TIENE ESTE/OS ANTÍGENO/S EN SUS CÉLULAS
Grupo sanguíneo de tipo A	A
Grupo sanguíneo de tipo B	B
Grupo sanguíneo de tipo AB	A y B
Grupo sanguíneo de tipo 0	Ningún antígeno

Los grupos sanguíneos

*La sangre es el símbolo de todos los valores relacionados con el
fuego, con el calor de la vida... que nos remiten al Sol.
A esos valores se asocia todo lo que es
bello, noble, generoso y elevado.*

Antigua tradición caldea

Generalidades

Con el término «grupos sanguíneos» se definen características individuales particulares localizadas en los glóbulos rojos (pero también en
los glóbulos blancos, en las plaquetas o en las proteínas plasmáticas) de
algunos individuos y ausentes en otros.

Tales características se identifican con unas reacciones inmunológicas
(aglutinación, lisis, desviación del complemento, precipitación, inhibición, etc.) que están dotadas de capacidad antigénica y, por tanto, son
capaces de reaccionar con los respectivos anticuerpos.

Pero la cualificación inmunológica, aunque sea la más conocida al
menos hasta ahora, no es la única que existe. Se necesitan muchos de-
talles seguros inherentes a las funciones de los antígenos hemáticos y es
muy poco lo que se conoce sobre la estructura química de la mayor parte de las sustancias de los grupos sanguíneos. El hecho de que los antígenos estén situados en las membranas celulares de los glóbulos rojos,
hace sospechar que puedan ejercer alguna función reguladora en el
ámbito de los intercambios nutritivos, quizá en la fijación viral en las
membranas celulares, combinadas o no con ulteriores modificaciones
estructurales relacionadas con su extensibilidad.

Los grupos sanguíneos están agrupados en «sistemas». Con ese término se introduce un concepto genético: los antígenos grupo-hemáticos
que se transmiten hereditariamente según las leyes generales mendelia-
nas. Una serie de antígenos hemáticos contribuye a constituir un sistema de grupo cuando su aparición en el ámbito celular está bajo el con-
trol de genes que pertenecen a una única región cromosómica. Así
pues, los antígenos de un sistema segregan independientemente de los

de otros sistemas, mientras que los antígenos estrechamente relacionados segregan conjuntamente, puesto que pertenecen al mismo sistema (por ejemplo, en el sistema Rh). Si queremos ser más precisos desde el punto de vista genético podemos decir que los antígenos de un sistema vienen determinados por genes alelos. Como es sabido, los alelos son los genes que ocupan en los cromosomas homólogos el mismo *locus* y, por lo tanto, influyen el mismo carácter. Los genes alelos pueden ser iguales, u homoalelos, entonces el individuo se conoce como homocigoto por ese carácter, o distintos (heteroalelos) y el individuo se llama heterocigoto por ese carácter. En el caso de los homoalelos el carácter manifiesto, o fenotipo, será igual al genotipo o conjunto genético; en el caso de los heteroalelos, en cambio, el fenotipo puede ser debido a la acción de uno solo de los dos alelos porque uno es dominante con respecto al otro, que por tanto es recesivo (situación de dominancia y recesividad, respectivamente) o presentar ambos caracteres (codominancia) o incluso presentar un carácter intermedio entre los determinados por los dos genes (intermediancia). En los grupos sanguíneos se da casi constantemente la situación de codominancia y podemos afirmar que los ejemplos que se contemplaron de dominancia de un carácter grupo hemático sobre el alelo fueron determinados por la ausencia del antisuero específico apto para desvelar el segundo carácter que era, por lo tanto, sólo aparentemente recesivo.

Casi todos los sistemas de los hemogrupos son codificados por más genes alelos..., sin olvidar el obvio concepto de que son solamente dos los alelos que, a su vez, ocupan el *locus* apropiado, propio del sistema, sobre cromosomas homólogos. Entre los alelos algunos son muy frecuentes, mientras que otros representan auténticas rarezas determinadas por mutaciones o situaciones genéticas particulares. Además, cabe recordar que los antígenos hemáticos vienen con frecuencia determinados por una única pareja de genes alelos, es decir, los genes de un sistema ocupan un solo *locus*. Por otra parte, hay casos en los que están involucradas más parejas de genes alelos en la determinación del carácter (Kell, Rh, antígenos de la histocompatibilidad, etc.). Por último, cabe destacar que a veces los antígenos grupo hemáticos no son la expresión directa de un gen (según el concepto, ahora anticuado, de «un gen-un antígeno»), sino que su síntesis ocurre a través de etapas metabólicas intermedias controladas por genes diferentes con funciones modificadoras o reguladoras.

El factor Rh y el parto

Una buena cocina es una buena farmacia.
William Bullein

Desde el sistema AB0 en el que fueron empleadas las dos primeras letras del alfabeto y el número 0 o la letra O (pero probablemente se trata de la letra O, inicial de la preposición alemana *ohne*, que significa «sin») se pasa al sistema MN, que se llama así por las dos consonantes de la palabra «inmune» (los sueros para ponerlo de manifiesto se obtuvieron de la inmunización del conejo), y al sistema P, símbolo que se empleó porque se constató que el antígeno estaba presente también en los glóbulos rojos del cerdo (en inglés *pig*). El sistema Rh le debe su nombre al simio *Rhesus*, un tipo de macaco cuyos glóbulos rojos se habían utilizado cuando se obtuvo del conejo el primer suero específico. En este sistema el problema de la nomenclatura es complicado: existe otra en la que los antígenos del sistema Rh se indican con la letra C y, respectivamente, c, D (d), E (e) con el claro propósito de retomar el orden alfabético instaurado por el sistema AB0.

A diferencia del sistema AB0, los individuos Rh- no sintetizan anticuerpos contra otros grupos sanguíneos, por lo menos hasta que no se sensibilizan, como ocurre por ejemplo durante el parto, momento en el que se lleva a cabo el inevitable intercambio entre la madre y el recién nacido. Esto explica por qué el parto del primer hijo no activa en el sistema inmunitario materno una reacción oportuna con respecto al niño de hemogrupo diferente. Un segundo embarazo con un bebé Rh+ en el útero encontraría a una madre sensibilizada, es decir, capaz de producir anticuerpos en relación con el grupo sanguíneo del feto.

Esta aclaración explica por qué la reacción al factor Rh puede darse sólo en madres con factor Rh- que conciben hijos con padres con factor Rh+. Evidentemente, las mujeres Rh+, que representan el 85% de la población de sexo femenino, tienen gestaciones tranquilas.

Los sistemas descubiertos a continuación fueron identificados, en la mayoría de los casos, por el apellido (entero o en siglas, como en el caso de Kell por Kellaker) del primer sujeto en cuyo suero se encontraron los anticuerpos específicos (aparte de Kell están Lewis, Duffy, Kidd, Sutter, Matthews, etc.) o el antígeno (Lutheran).

Pero eso no constituye una norma: por ejemplo, uno de los últimos sistemas eritrocitarios descubiertos, el sistema Xg, le debe su nombre al hecho de ser codificado por genes incluidos en el cromosoma sexual X.

Factores históricos

La mezcla de sangre con agua –que brota de la herida del costado de Cristo– recogida en el Grial es la bebida de la inmortalidad por excelencia.

Antigua tradición templaria

El descubrimiento de los grupos sanguíneos se asocia al investigador vienés Kart Landsteiner que, en 1900, en una investigación sobre las propiedades de antifermentación del suero sanguíneo y de la linfa, señaló también sus características aglutinantes. En una publicación posterior, concretamente de 1901, se describió el experimento –que se había convertido en un clásico– que él había desarrollado poniendo en contacto, en todas las combinaciones posibles, glóbulos rojos con el suero de su sangre y la de otros colegas suyos. Se descubrió que en algunas mezclas ocurría la aglutinación y en otras no. Eso condujo al investigador a formular, con ejemplar intuición, la hipótesis de que los individuos pudieran ser distintos en base a las características aglutinantes de su sangre y formar tres grupos: A, B y 0 (en realidad Landsteiner llamó C al último grupo y hasta 1911 no se introdujo el símbolo 0, según la propuesta de Von Dungern y Hirszfeld). En 1902, dos discípulos suyos, los italianos De Castello y Sturli, identificaron el cuarto grupo, el más raro: el grupo AB.

El mérito de haber descubierto el primer y más importante grupo sanguíneo del hombre y con ello haber dado lugar al nacimiento de la inmunohematología se lo debemos al profesor Landsteiner. Aunque no hay que olvidar que en 1875 Landois ya había podido observar el fenómeno de la aglutinación mezclando entre sí suero y glóbulos rojos provenientes de animales de laboratorio.

En 1927, en el transcurso de unos experimentos de inmunización en conejos y cobayas con glóbulos rojos humanos, Landsteiner y Levine identificaron otros dos sistemas de grupo: el sistema MN y el sistema P.

Gracias a los posteriores descubrimientos aparecidos en las dos décadas siguientes a su primera descripción, ambos sistemas se enriquecieron progresivamente de nuevos antígenos.

Después de haber descubierto la inmunización de animales para experimento con glóbulos rojos con el fin de obtener sueros tipificados, Landsteiner y Wiener lograron descubrir el sistema Rh; este acontecimiento fue la piedra miliar más importante de la inmunohematología, que permitió avanzar rápidamente en la evolución del sector de la hematología.

De hecho, es sabido que la aparición de este sistema y de los mecanismos de producción de los relativos anticuerpos ha aclarado la patogénesis de la enfermedad hemolítica neonatal y de muchas reacciones hemolíticas transfusionales, ambas ligadas a procesos de isoinmunización. Las investigaciones sobre el Rh desembocaron en la puesta a punto de métodos serológicos que, más tarde, condujeron a la identificación de otros sistemas de grupos hemáticos; además, hicieron progresos fundamentales en la genética en general y en la inmunogenética en particular.

En esta última década el interés de los inmunohematólogos ha pasado de los grupos sanguíneos eritrocitarios a los piastrínicos y, sobre todo, a los leucocitarios. El sistema más importante de grupo leucocitario es el sistema HLA (donde HL son las iniciales de *Human Leucocyte* y A por ser el primer sistema antigénico leucocitario claramente identificado), cuyos antígenos han resultado de gran importancia a efectos de compatibilidad tisular, ya que están presentes no sólo en los glóbulos blancos, sino también en las células de casi todos los tejidos. Su incompatibilidad determina el rechazo de los trasplantes de órgano y ellos son los que determinan la futura incompatibilidad de los órganos trasplantables.

La membrana de los glóbulos rojos contiene sustancias con propiedades antigénicas de las que se conocen más de 60 y están subdivididas en 14 «sistemas» determinados; los sistemas más conocidos son el ABO y el Rh.

La sangre se examina con reactivos llamados «suero anti-A» y «anti-B». En caso de que no se produzca reacción alguna, la sangre examinada pertenece al «grupo 0», mientras que si existe reacción sólo con el suero «anti-A» la sangre examinada pertenece al «grupo A».

La aparición de reacción con el suero «anti-B» significa que la sangre examinada pertenece al «grupo B».

En presencia de reacción tanto con el suero «anti-A» como con el suero «anti-B» la sangre examinada pertenece entonces al «grupo AB».

El sistema ABO

*La sangre corresponde al calor, vital y corporal, opuesto a la
luz que corresponde inspiración y al espíritu.*
Medicina tradicional china

Las experiencias de Landsteiner y su escuela a principios del siglo XX demostraron que los seres humanos se podían dividir en cuatro grandes
categorías según la presencia o la ausencia en los glóbulos rojos de dos
proteínas particulares definidas precisamente como aglutinógenos, el
aglutinógeno A y el B, y la presencia o ausencia en el suero de los correspondientes anticuerpos (aglutininas) anti-A y anti-B.

Landsteiner codificó estas dos leyes respecto a las aglutininas:

1. En el suero no puede estar presente la aglutinina dirigida al aglutinógeno presente en los propios glóbulos rojos.

2. En el suero está siempre presente la aglutinina dirigida al aglutinógeno ausente en los propios glóbulos rojos.

En base a estas leyes se puede trazar el panorama que sintetiza las
características inmunohematológicas del sistema ABO y que es fundamental para la interpretación de las respuestas en la determinación de
los grupos (Tabla 1).

Como se puede comprobar en la tabla, el grupo sanguíneo toma su
nombre del aglutinógeno presente en el eritrocito. Las características
grupales, salvo rarísimas excepciones (debilitamiento y desaparición
del antígeno A por gravísimas alteraciones del sistema hemopoyético,
asunción de características símiles-B en curso de neoplasias abdominales malignas o de gangrenas), se mantienen constantes durante toda
la vida.

Pocos años después del descubrimiento del sistema ABO, Von Dungern y Hirszfeld constataron que los individuos A podían dividirse en
dos categorías: los que reaccionaban fuertemente con el suero anti-A
(de individuos B) y los que reaccionaban menos fuertemente. Los autores tuvieron la idea de absorber el suero anti-A con los hematíes que
respondían débilmente y comprobaron que el suero absorbido de esa
forma seguía aglutinando sólo los hematíes A «fuertes». Decidieron

llamarlos hematíes de grupo A_1 y los «débiles», los que reaccionaban exclusivamente con el suero no absorbido, hematíes de grupo A_2. Por su parte, los estudios serológicos demostraron que el suero del grupo B en realidad estaba compuesto por dos anticuerpos, uno específicamente dirigido a la sustancia A_1 y el otro dirigido a la sustancia A en general: este anticuerpo se denomina anti-A + A_1.

En la tabla 2 se puede apreciar la subdivisión principal del grupo A en base a las reacciones serológicas.

Tabla 1

Grupo	Aglutinógenos (presentes en los glóbulos rojos)	Aglutininas (presentes en el suero)
0	–	Anti-A,B
A	A	Anti-B
B	B	Anti-A
AB	AB	–

Tabla 2

Grupo	Antígeno eritrocitario (*)	Anti-A (no absorbido)	Anti-A$_1$ (suero absorbido)
A_1	AA_1	+	+
A_2	A	+	–

(*) En realidad, el sujeto A_1 posee 2 factores aglutinantes en vez de 2 antígenos distintos.

La subdivisión del grupo A en dos subgrupos A_1 y A_2 supone automáticamente la misma división en el grupo AB.

Además, si consideramos que, en algunos casos, los individuos A_2 y A_2B pueden presentar una aglutinina natural irregular con especificidad anti-A_1, la tabla 1 debe ser corregida (Tabla 3).

Tabla 3

Grupo	Aglutinógenos eritrocitarios	Aglutininas naturales regulares	Aglutininas naturales irregulares
0	–	Anti-A,B	–
A_1	AA_1	Anti-B	–
A_2	A	Anti-B	Anti-A_1 (en un 2%)
B	B	Anti-A+A_1	–
A_1B	AA_1B	–	–
A_2B	A B	–	Anti-A_1 (en un 27%)

En las tablas 1 y 3 los eritrocitos de grupo 0 se consideran privados de antígenos: éstos presentan la sustancia H (del inglés *heterospecific*, puesto que reacciona con sueros de animales de especies diversas) que es una sustancia de base sobre la que actúan los genes ABO. Dado que el gen 0 es «amorfo», la sustancia H no experimenta transformaciones y permanece totalmente sin modificar. A confirmar que la sustancia H representa el sustrato sobre el cual actúan los genes A y B, como se ilustrará mejor a propósito de la genética del sistema, H está presente en proporciones ampliamente variables en los glóbulos rojos de todas las personas.

Las sustancias grupo específicas y el problema de la secreción

Los antígenos del sistema ABO no están presentes sólo en los glóbulos rojos, sino en casi todas las células del organismo (salvo las células nerviosas) y en las secreciones.

En los glóbulos rojos, igual que en las otras células, los antígenos A y B, la sustancia H están íntimamente ligados con la membrana celular en forma de moléculas particulares definidas como «glicolípidos alcohol-solubles» y las posibilidades de obtenerlas en cantidad suficiente para ser estudiadas son muy escasas. En cambio, en las secreciones, especialmente en la saliva, se pueden obtener fácilmente y en ese caso sí han podido ser estudiadas; en los líquidos se presentan en forma de mucopolisacáridos hidrosolubles.

No todas las personas presentan las sustancias grupo específicas

ABH en la saliva (u otras secreciones: esperma, lágrimas, moco, etc.), sino únicamente los llamados secretores (el 78% de la población). La característica se hereda como un rasgo mendeliano simple por medio de dos alelos y un *locus* independiente del ABO: el gen *Se* y el gen *se*. El gen *se* es recesivo; por consiguiente el fenotipo no secretor corresponde al genotipo *sese*, mientras que el fenotipo secretor puede corresponder ya sea al genotipo *SeSe* como al *Sese*. Los secretores segregan, salvo rarísimas excepciones, las especificidades presentes en la zona eritrocitaria: es decir, el sujeto O segrega sustancia H, el sujeto A sustancia A (sin diferencias apreciables ni cualitativas ni cuantitativas entre A_1 y A_2), el B sustancia B y el AB sustancia A y B (constatemos, como demostró Ceppellini, que en el secretor AB la mayor parte de la sustancia segregada está representada por moléculas híbridas AB). A,B y AB además segregan sustancia H en cantidad siempre superior que la que está presente en los hematíes.

La presencia de sustancias grupo específicas solubles en la saliva se demuestra con un test de neutralización utilizando sueros anti-A, anti-B y anti-H (normalmente, en este último caso se emplea una fitohemoaglutinina obtenida a partir de semillas de *Ulex europaeus*, cuyo extracto acuoso presenta una fuerte especificidad anti-H). Se añade a los anticuerpos oportunamente diluidos en la saliva a examen, se mantiene la mezcla durante cierto tiempo a temperatura de laboratorio y luego se añaden respectivamente eritrocitos A,B y O. Si está presente en la saliva, la sustancia grupo específica se une al anticuerpo correspondiente neutralizándolo y el anticuerpo ya no es capaz de aglutinar los hematíes (saliva de secretor). Si, por el contrario, la saliva pertenece a un no secretor, es decir, carece de sustancia grupo específica, la neutralización no tiene lugar y el anticuerpo sigue aglutinando los hematíes respectivos. Dado que, como hemos dicho, en el secretor la sustancia H está siempre presente, aparte de la eventual sustancia A y/o B, basta con la búsqueda de H para poner de manifiesto el estado de «secretor/no secretor».

El estudio de las secreciones ha permitido, por un lado, precisar la íntima estructura bioquímica de las sustancias grupo específicas y, por otro lado, proporcionar indicaciones sobre la modalidad de acción de los genes destinados al desarrollo de los antígenos ABO. Desde el punto de vista químico, las sustancias grupo específicas son mucopolisacáridos, es decir, proteínas conjugadas con carbohidratos polisacáridos de peso molecular comprendido entre 300.000 y 3.000.000 dalton. Los azúcares, que representan el 85% de las sustancias grupo específicas son cinco: D-galactosa, L-fucosa, N-acetil-D-glucosamina, N-acetil-D-galactosamina y ácido N-acetil-neuramínico (también llamado ácido siálico). El 15% restante está formado por un polipéptido que constituye el esqueleto de la molécula al que se acoplan los azúcares. Los estudios de Morgan y Watkins han demostrado que la especificidad está relacionada con los azúcares y, más concretamente, la especificidad A se debe a la N-acetil-galactosamina; la B, a la D-galactosa, y la H, a la L-fucosa.

El hemogrupo como sistema de defensa inmunitario

La sangre, principio corporal, es el vehículo de las pasiones.
Frazer

Como ya se ha dicho, el hemogrupo sanguíneo está determinado por una sustancia definida como «antígeno» que, igual que un perro guardián, se da cuenta rápidamente si una molécula extraña ha penetrado en el organismo y, por consiguiente, asume unas contramedidas provocando como primera defensa la síntesis de anticuerpos «de guardia» en el intento de combatir la intrusión.

Para deshacerse del desagradable huésped esta fuerza operativa de anticuerpos, sintetizados por células especializadas del sistema inmunitario, se adhieren al antígeno extraño con el objetivo de hacerlo inofensivo y favorecer su destrucción.

Estas proteínas son como fieles perros guardianes adiestrados que, sin vacilar y con precisión extrema, se arrojan sobre el blanco elegido. Las células del sistema inmunitario producen una variedad infinita de anticuerpos, cada uno específicamente concebido para combatir a un enemigo bien definido. El organismo es como un campo de adiestramiento canino en el que, diariamente, se azuza a unos perros especializados para que ataquen a los más disparatados agresores y los neutralicen.

Los agresores, por su parte, intentan por todos los medios salir indemnes de los «mordiscos» de las fieras enfurecidas del sistema inmunitario y, en el intento de esconderse de sus perseguidores, elaboran incluso la estratagema de cambiar sus rasgos personales con la esperanza de mimetizarse y hacerse invisibles y, de esta forma, más aceptables para el organismo.

Pero los fieles perros guardianes, vigilantes y eficientes, están en condiciones de enfrentarse con la situación elaborando nuevos tipos de anticuerpos.

Cuando una bacteria, un germen o un virus penetra en el organismo y está provisto de una identidad antigénica propia «diferente», pone en movimiento el sistema inmunitario, que producirá anticuerpos específicos que se precipitarán a agredir a los antígenos extraños que asoman de la estructura del microorganismo. Esta metáfora define una reacción conocida como «aglutinación», gracias a la cual los microorganismos se aglutinan tenazmente los unos con los otros creando pequeños cúmulos, definidos como inmunocomplejos, que intentarán hundirse en el torrente hematicolinfático que irriga todo el organismo.

Todo ello, con la condición de que la funcionalidad humoral orgánica sea eficaz e íntegra, hará que su eliminación sea más ágil y simple.

El sistema inmunitario se comporta como un perro policía que muerde a los criminales y neutraliza las posibilidades de que huyan a la espera de que los esposen y arresten.

El sistema formado por los antígenos de los grupos sanguíneos y por los anticuerpos correspondientes desempeña múltiples y poliédricas funciones; a propósito, hace unos cien años el doctor Karl Landsteiner, un brillante científico austriaco, se percató de que los individuos pertenecientes a un determinado grupo sanguíneo presentaban en la sangre anticuerpos directos contra los antígenos característicos de los otros hemogrupos. El procedimiento de transfusión de sangre quedaba en manos del destino. A los más afortunados les podía ir todo bien, pero los que no tenían tanta suerte corrían el riesgo hasta de morir sin que nadie supiera explicarse el porqué. Gracias a este investigador hoy en día sabemos qué grupos sanguíneos se consideran «amigos» de otros hemogrupos y cuáles no.

Según la ley que en términos médicos se denomina Ley de Landsteiner:

Las personas con sangre del grupo A tienen anticuerpos anti-B. Por lo tanto rechazan la sangre del grupo B.

Las personas con sangre del grupo B tienen anticuerpos anti-A. Por lo tanto rechazan la sangre del grupo A.

Así pues, las personas del grupo A y las del grupo B no pueden hacerse transfusiones de sangre entre sí.

Las personas con sangre del grupo AB no tienen anticuerpos anti-A ni anti-B. Pueden recibir sangre de todos, pero como sus glóbulos rojos tienen el antígeno A y el B, no pueden dar sangre a las personas que pertenecen a otros grupos sanguíneos.

Las personas del grupo AB pueden recibir sangre de cualquiera, pero sólo pueden donar a otras personas que sean del grupo AB.

Las personas con sangre del grupo 0 tienen anticuerpos anti-A y anti-B. Por lo tanto rechazan la sangre del grupo A, B y AB.

Así pues, las personas del grupo 0 no pueden recibir sangre de nadie que no sea del grupo 0. Ahora bien, como no poseen ni antígenos anti-A ni anti-B, pueden dar su sangre a cualquiera. Por esta razón se los denomina donantes universales.

¿Quién puede recibir su grupo sanguíneo?

Grupo sanguíneo	% de población con este grupo sanguíneo	Quién puede recibir este grupo sanguíneo
0+	37,4%	0+, A+, B+, AB+
0–	6,6%	Todos los grupos sanguíneos
A+	35,8%	A+, AB+
A–	6,3%	A+, A–, AB+, AB-
B+	8,5%	B+, AB+
B–	1,5%	B+, B–, AB+, AB-
AB+	3,4%	AB+
AB–	0,6%	AB+, AB–

Los anticuerpos dirigidos contra los grupos sanguíneos son los más potentes de nuestro sistema inmunitario. Su habilidad aglutinando los glóbulos rojos de un grupo distinto es tan acentuada que el fenómeno incluso puede observarse a simple vista poniendo en contacto dos gotas de sangre incompatibles entre sí. La mayoría de los anticuerpos se produce bajo el influjo de estímulos particulares que la vida nos reserva continuamente (como, por ejemplo, una vacunación, una infección, un alimento, etc.). En cambio, los anticuerpos de los grupos sanguíneos se elaboran de forma autónoma. A menudo aparecen en la sangre en el momento del nacimiento para alcanzar niveles que se mantendrán estables desde los cuatro meses de vida hasta la edad adulta.

Muchas sustancias nutritivas son capaces de aglutinar las células de algunos grupos sanguíneos creando a escala reducida una situación de incomodidad bastante parecida a la que se experimenta cuando se transplantan órganos incompatibles. En otras palabras, igual que un órgano puede no adaptarse, lo mismo puede ocurrir con alimentos que ingerimos prácticamente durante toda nuestra vida.

Un alimento dañino para las células de una persona de tipo A puede ser beneficioso para alguien del tipo B. Esto no sorprende si consideramos que muchos de los antígenos presentes en los alimentos tienen características parecidas al antígeno A o al B. Si nos basamos en este descubrimiento, no podemos ignorar la existencia de una correlación científica entre grupos sanguíneos y dieta. No obstante, la ciencia ha preferido guardar silencio en cuanto a las posibilidades reales de aplicación de estos descubrimientos, dejándolos en la sombra hasta la actualidad, momento en el que los investigadores, los médicos y los nutricionistas han empezado a explorarlas.

Grupos y anticuerpos

Si su sangre es	Tiene anticuerpos contra
Del grupo A	La sangre del grupo B
Del grupo B	La sangre del grupo A
Del grupo AB	Ausencia de anticuerpos anti-A y anti-B
Del grupo 0	La sangre del grupo A y del grupo B

La influencia de los grupos sanguíneos: ¿cuál es el mejor hemogrupo?

En Nueva Zelanda, cada objeto sobre el que cae una sola gota de sangre de un jefe se convierte en sagrado.

¿Existe algún hemogrupo privilegiado? ¿Conviene más tener un grupo sanguíneo u otro?

La verdad antropológica es mucho más compleja de lo que puede parecer tras una mera observación superficial, no obstante no existe un grupo mejor o peor, puesto que cada uno tiene ventajas y desventajas. Por ejemplo, las personas del grupo A y B denotan cierta predisposición a las complicaciones cuando están afectadas de neoplasias y cardiopatías.

Grupo sanguíneo 0: es el más castigado por los virus gripales de tipo A, concretamente por el virus A (H1N1) aparte del virus A (H3N2). En cambio, la síntesis de anticuerpos contra los virus de tipo B es más limitada. Las personas que pertenecen a este grupo son especialmente vulnerables a las epidemias de los brotes gripales más virulentos.

Grupo sanguíneo A: responde eficaz y rápidamente a la síntesis de anticuerpos antigripales contra el virus de tipo A (H1N1) y aún más en la lucha contra el virus de tipo A (H3N2), aunque contraen el síndrome gripal en sus formas más leves.

Grupo sanguíneo B: es el más vulnerable de los grupos en cuanto al enfrentamiento con el virus gripal de tipo A (H3N2) y sólo un tanto más eficaz contra el virus de tipo A (H1N1). El antígeno de tipo A (H3N2) todavía está presente en el suero de las personas de este grupo sanguíneo hasta seis meses después de la infección viral, aunque presenta no pocas ventajas en la relación de todos los demás hemogrupos con el virus de tipo B, allí donde la respuesta inmunitaria es más veloz y persistente.

Grupo sanguíneo AB: presenta una escasa capacidad para producir anticuerpos en el enfrentamiento con todos los virus gripales corriendo así el riesgo de padecer serias complicaciones postinfecciosas.

Aunque la prevención de la vacunación antigripal sigue siendo oportuna para los niños, los ancianos y las personas propensas, cabe conocer los límites relativos a la metodología de preparación. Esta consiste en preparar la vacuna empleando los virus más difundidos en el año precedente, lo cual funciona cuando las mutaciones del virus del año en curso no son tan distintas. Los problemas serios empiezan cuando tales variaciones hacen que el virus sea ineficaz. Algunos brotes virales del tipo A son tan camaleónicos que cogen desprevenidos a los inmunólogos y técnicos de laboratorio al permitir expansiones pandémicas incontrolables y capaces de causar auténticos estragos con millones de víctimas. Los hemonutricéuticos, que describimos al final del libro, proporcionan una serie de hemonutrientes equilibrados desde el punto de vista ortomolecular con el objetivo de permitir a muchos pacientes superar indemnes las vicisitudes estacionales.

La función desarrolla el órgano: la relación de las lectinas con la dieta

> *En el mito de Yurac el mundo perece en un incendio causado*
> *por la muerte de un árbol sagrado que al derrumbarse*
> *esparce su sangre y esta, deslizándose por la tierra,*
> *se transforma en fuego.*
> Leyenda de los pueblos Uralo-Altaicos (Asia central)

Cuando un glóbulo rojo se encuentra con un alimento acontece una reacción química filogenéticamente antiquísima, codificada en el bagaje genético individual.

Aunque con una distancia de milenios todavía hoy existe una línea preferencial que pone al sistema digestivo y al aparato inmunitario en profunda sintonía entre sí, hasta el punto de que las huellas de los antepasados tienen su eco en el ADN individual que se ha forjado en el transcurso del tiempo con factores exógenos condicionantes como los alimentos, el agua, el clima y las estaciones. El antiguo proverbio que reza «la función desarrolla el órgano» resulta especialmente apropiado, puesto que nuestras costumbres alimenticias nos han «modificado» en el sentido evolutivo de la especie, formando nuestro patrimonio genético en función de nuestra alimentación. Seguramente la «mesa» ha modificado más que las guerras y las revoluciones el destino de la humanidad, creando una preferencia etológico-química en relación con los alimentos consumidos por nuestros antepasados de grupo sanguíneo similar al nuestro.

En el mar, según cómo sopla el viento, las velas se cierran o se despliegan y lo mismo ocurre con el ADN, que se adapta de la mejor manera a las diversas situaciones ambientales. En la naturaleza, como afirmaba Darwin, sobrevive siempre el más adaptado y esta selección natural permite, desde el punto de vista filogenético, obtener el máximo con el mínimo esfuerzo.

Según las teorías más avanzadas, la teoría de la evolución cósmica y de la humanidad ocurre «a saltos». Es infrecuente que las células que toman posesión de nuevos genes sean capaces de utilizarlos inmediatamente después de su asimilación. Los nuevos genes vienen equipados de varios factores exógenos en los que el alimento introducido cumple una función fundamental. Estos genes potencialmente favorables tienden a acumularse durante un tiempo de forma no explícita, igual que la lenta carga de una catapulta, acumulando potencial genético para un gran cambio evolutivo repentino, una situación muy distinta de los pequeños pasos previstos por la teoría de Darwin. Los grupos sanguíneos han aparecido y otros aparecerán, no «silenciosa e imperceptiblemente», sino de repente y, como se suele decir, con sonido de trompetas.

Esta alquimia es explicable si se observa el comportamiento de algunas proteínas denominadas lectinas. Especialmente abundantes en diversos alimentos, están provistas de propiedades aglutinantes que se manifiestan en la sangre cumpliendo una selección químico-física en los consumidores ignorantes.

Es así, querido lector, cada vez que usted respira, come, se mueve... existe en el sentido más amplio del término, modifica de forma imperceptible, pero sustancial la estructura de su ADN y el de los demás, poniendo una pequeña pieza en el mosaico de la evolución de la especie y en el mismo cosmos, en base al principio de la indeterminación de la materia de Heisenberg.

En la naturaleza, las lectinas constituyen un medio simple y eficaz que permite que un organismo se adhiera a otro. Un gran número de gérmenes e incluso nuestro sistema inmunitario utilizan esta especie de «pegamento biológico». Las células que cubren los conductos a través de los cuales la bilis deja el hígado para llegar a la vesícula biliar, por ejemplo, tienen una superficie rica en lectinas que les ayudan a aferrar y bloquear bacterias y parásitos. Pero los microorganismos también son, a su vez, ricos en lectinas que funcionan como ventosas permitiéndoles anclarse a las mucosas de nuestro organismo.

A menudo las lectinas de virus y bacterias son parecidas a los antígenos de los grupos sanguíneos y son una auténtica plaga para las personas afectadas.

La evolución del estudio de las intolerancias alimenticias

La ciencia de las cosas exteriores no me consolará de la ignorancia de la moral en el momento del dolor; pero la moral siempre me consolará de la ignorancia de la ciencia.
Blaise Pascal

Desde hace casi veinte años, cuando se introdujo en Italia el estudio de este complejo sector del diagnóstico de las intolerancias alimenticias, hemos asistido a una expansión de las metodologías. La moda de las intolerancias alimenticias ha segado más vidas que la campaña americana en Vietnam. Anunciar en un contexto social la intolerancia a un alimento como la cebolla, resultaría mucho más elegante que afirmar en el ambulatorio «me repite la cebolla».

Pronunciar una frase como «la señora ha ido a empolvarse la nariz» en lugar de exclamar a los cuatro vientos que va al baño por motivos de fuerza mayor es una paráfrasis tan funcional como útil para librarse de las obsoletas reglas de urbanidad, pero no hace más que confirmar que el tema de las intolerancias alimenticias, parece estar más en boga en los ambientes finos que en el mundo exclusivamente médico-científico.

En la práctica clínica diaria no es raro toparse con pacientes afectados por intolerancias alimenticias, que van sin tregua de un laboratorio a otro en busca de la metodología diagnóstica adecuada para sus enfermedades sin obtener ningún resultado apreciable más que el de ayunar.

Era inevitable que este sector evolucionara técnicamente redimensionando metodologías obsoletas y desprovistas de los fundamentos de la repetibilidad científica. Basta con evocar el inconstante rendimiento de los resultados de metodologías del tipo de la Electroacupuntura de Voll, el Dria Test, el Citotest, etc., que se emplean para el «diagnóstico» de las intolerancias alimenticias múltiples.

Resulta singular la reflexión suscitada cuando se les pide a distintos examinadores entrenados profesionalmente de forma oportuna que evalúen en el mismo individuo la presencia de intolerancias alimenticias con diversas metodologías que, además de suscitar una amplia discordancia en los resultados tras las evaluaciones, proporciona datos de lectura no unívocos y genera una profunda confusión de diagnóstico.

A pesar de que los adelantos sintomatológicos podrán incluso ser considerados marginales, por lo poco resolutivos, y esto es mayoritariamente imputable al efecto placebo que se puede relacionar con el hecho de que la exclusión de al menos dos o tres grupos de alimentos, propuesta inclusive casualmente, ya es de por sí suficiente para mejorar el estado de salud general del paciente, incrementando la vigilancia y la concienciación sobre el estilo de vida cuando este decida poner en entredicho la propia rutina nutricional.

NUTRI-EMOTEST (NUTRI-HEMOTEST@): el nuevo test para la diagnosis y la terapia de las intolerancias alimenticias basado en los grupos sanguíneos

Las lectinas, que abundan en diversos alimentos, están dotadas de propiedades aglutinantes que se manifiestan, primero, en la sangre y luego, en los tejidos a los que esta ha llegado creando esa manifestación sintomatológica también conocida como fenómeno de intolerancia alimenticia.

Cuando los alimentos empleados en la dieta contengan lectinas incompatibles con el grupo sanguíneo al que se pertenece, estas se adherirán sólidamente como ventosas a un órgano (riñón, hígado, cerebro, estómago, etc.) emprendiendo un proceso de aglutinación de los glóbulos rojos en esa determinada zona o tejido que podrá alterar su función creando la base de la patología.

Esta llave de lectura ofrece una interpretación científica más amplia y sólida, además de más ágil e inmediata, que la acepción común del fenómeno de intolerancia o incompatibilidad alimenticia correlacionada con la citotoxicidad en la relación con los glóbulos blancos.

A este propósito resultaría útil desde el punto de vista estadístico y científico ampliar la plataforma de análisis de laboratorio propuesta hasta ahora intentando evaluar en 360 grados la situación nutricional del paciente, proporcionando una puntuación derivada no sólo del cómputo algebraico del «alimento peligroso», sino del análisis de una plétora de datos muy útiles, pero que hasta ahora no han sido nunca considerados en su globalidad y conjuntamente con las simples citotoxicidades.

Resulta interesante a este respecto el panorama diagnóstico que proporciona el Nutri-Hemotest@ que calcula las intolerancias alimenticias en sentido decididamente más amplio. Esta valoración requeriría la monitorización de parámetros complementarios como el estudio del Índice de Fermentación Intestinal (IFI), la Excreción de los Catabolitos de los Ascorbatos urinarios (ECA), la presencia de Cortisol, de Cuerpos Cetónicos urinarios, la acidez de la orina, la Aglutinación Salivar (AG) en la relación de algunos grupos de alimentos con respecto a otros, la eventual presencia de anticuerpos desarrollados para enfrentar eventuales agresiones por parte de virus, bacterias o fermentos, capaces de debilitar la selectividad de la barrera mucosa intestinal. Todo ello en función del grupo sanguíneo al que se pertenezca, creando paneles con miras a verificar analíticamente el verdadero estado individual en relación con el alimento introducido con la dieta, no 50, 100 o más sustancias, sino sólo las que en porcentaje destacan con más frecuencia en determinados grupos de población, en la circunstancia identificable en los hemogrupos dentro de la constelación nutricional individual. La toxicidad a cargo de los glóbulos blancos, que sostienen los divulgadores de test científicamente inconsistentes, no parece suficiente para identificar un fenómeno de más amplia envergadura como las intolerancias alimenticias que implican mecanismos antigénicos más complejos e integrables en el funcionamiento del grupo sanguíneo. Cuando comes un alimento que contiene lectinas incompatibles con tu grupo sanguíneo estas podrán interferir con los mecanismos de asimilación y metabolización digestiva del sistema inmunitario.

Muchas lectinas de derivación alimenticia presentan características similares a las de los antígenos de los grupos sanguíneos y se comportan, por lo tanto, como verdaderos enemigos para las personas que poseen anticuerpos dirigidos contra ese antígeno específico.

Las glándulas salivales submaxilares y sublinguales producen antígenos del grupo sanguíneo en abundancia y los liberan en grandes cantidades en la saliva humana. Las lectinas que sobran en la mucosidad se unen a la saliva rica en antígenos y se eliminan, puesto que una síntesis excesiva puede contribuir a que aparezcan trastornos diversos de naturaleza alérgica, respiratoria, otitis, etc.

Uno de los fundamentos de muchos nutricionistas del siglo pasado era el apoyo incondicional al valor dietético de la leche bovina, considerada insustituible e imposible de criticar. Pero en estos últimos años, especialmente después del amplio paréntesis de la enfermedad de las vacas locas, este fundamento parece haberse desmoronado miserablemente. De hecho, la leche posee lectinas parecidas al antígeno B: cuando una persona con sangre de tipo A bebe un poco, su sistema inmunitario pone rápidamente en movimiento los mecanismos de aglutinación en el intento de eliminar lo antes posible al desagradable intruso.

En el caso de que una persona que pertenece al hemogrupo A decidiera consumir un plato de lentejas, se observará que la digestión de este tipo de legumbre empieza en el estómago, pero la lectina que contiene es resistente a la acción del jugo gástrico con pH ácido.

En semejante contexto pueden darse dos posibilidades de evolución:

A) la lectina, intacta, puede interactuar con las paredes del estómago, o bien

B) la lectina puede seguir su viaje hacia el intestino.

Entonces pueden preverse las dos posibilidades siguientes:

A) la lectina puede «atacar» la pared intestinal, o bien
B) la lectina puede penetrar en el torrente circulatorio sanguíneo y ser transportada a todo el organismo. De la misma forma que los seres humanos, las lectinas pueden manifestar diversas preferencias y perjudicar a algunos órganos en vez de a otros.

Una vez llegada a destino tras la larga peregrinación, la lectina ejerce un efecto polar-magnético sobre las células que la circundan atrayéndolas hacia sí y favoreciendo la formación de aglomerados microscópicos identificables con suspensiones de tipo pegajoso y cristaloide que, a posteriori, serán destruidas con la condición de que la funcionalidad de los emuntorios se preserve íntegra y eficaz, de lo contrario se sedimentarán en los emuntorios creando primero alteraciones funcionales y luego patológicas.

Lectinas: un pegamento peligroso

> *Alguien ha dicho que la medicina cambia con la cocina.*
> Montesquieu

Quizá alguien recuerde el extraño asesinato de Gyorgi Markov, ocurrido en 1978 en una calle de Londres. Markov fue asesinado por un agente secreto del KGB mientras estaba en la parada del autobús esperando el que iba a ser el último medio de transporte de su vida.

La autopsia realizada no permitió desvelar las causas reales del fallecimiento. Una larga y minuciosa investigación, tras varias consultas, permitió descubrir oculta en el tejido conectivo de una extremidad inferior del cadáver una minúscula esfera de oro impregnada de ricina, una lectina tóxica extraída de las semillas de ricino.

El poder aglutinante de la ricina es tan fuerte que determina la formación inmediata de cúmulos de glóbulos rojos que, apilándose unos sobre otros, «obstruyen» los vasos y especialmente las arterias, ralentizando y/o bloqueando completamente el flujo circulatorio de la sangre e induciendo una defunción casi instantánea de la persona. Este fue en resumen el destino del pobre Markov a manos del temidísimo KGB que, en lo que se refiere a conocimientos sobre venenos y lectinas en particular, eran unos expertos.

Afortunadamente la mayoría de las lectinas presentes en los alimentos no son tan peligrosas, aunque pueden causar una larga serie de problemas, especialmente en caso de que exista afinidad por un grupo sanguíneo por encima de otro. El 95 % de las lectinas ingeridas con los alimentos desaparece sin problemas del organismo a través del canal digestivo. Sin embargo, una exigua cantidad, alrededor del 5%, puede penetrar en el torrente circulatorio sanguíneo desencadenando una serie de reacciones en cadena que pueden provocar la lisis (destrucción) de glóbulos rojos y blancos y el deterioro de las plaquetas.

Esta es una de las modalidades de deterioro que pueden provocar las lectinas, pero a veces la lesividad de estas proteínas se puede manifestar de otra forma en las paredes gastrointestinales, desencadenando una flogosis (inflamación) de las mucosas responsables de los trastornos análogos a los que provoca una clásica reacción alérgica alimenticia.

El daño provocado no parecería ser del tipo toxicológico directo, puesto que incluso la introducción de pequeñas cantidades de alimentos antigénicos incompatibles con el grupo sanguíneo propio es capaz de provocar la reacción de aglutinación de un número impresionante de células.

Los terapeutas de la nada: atención con los dogmas y misticismos

El destino de las naciones depende de la forma en que se alimentan y el alimento de unos es el veneno de otros.
Brillat-Savarin, *Fisiología del gusto*

Lo expuesto más arriba no debería inducir a desconfiar de la comida como si se tratara de un virus contagioso, ya que no resulta útil crear alarmismos en el sector nutricional, donde todavía existen demasiados dogmas y misticismos amenazadores.

Sin embargo, se hace necesario arrojar cierta luz en el desmesurado océano de la conciencia con la esperanza de que, siendo clientes de un milenio más comercial que espiritual, los lectores recobren la serenidad y la objetividad de juicio para rehuir las propuestas tentadoras, aunque raramente mantenidas, de la *Nouvelle Vague* de Tramposos de la Nutrición (TdN).

Los TdN son una categoría emergente que igual que el ave fénix renacida se ha reciclado de esferas profesionales que ya se han arruinado en el altar del consumismo (ex promotores financieros, asesores globales, analistas, etc.) que se han reinventado una identidad laboral bajo el amparo de improbables y recién nacidas ramas científicas. Estos «zombies» que parecen sacados de la película *La noche de los muertos vivientes* son pseudo profesionales que se mezclan en la atestada kasba de ferias, revistas y mediocres programas de televisión conducidos por periodistas reciclados en busca de la enésima exclusiva de pseudocientíficos doctores.

Cuidado con los sedicentes terapeutas que garantizan que todos los males son curables gracias a su infalible labor; opte mejor por lo que es objetivamente conmensurable... un título universitario es siempre un elemento tangible y en cualquier caso preferible a la grandilocuencia de los nuevos gurús del bienestar. Ojo con los que deciden atribuirse los honores sin ni siquiera haber combatido ni una sola batalla. Aunque sea cierto que el hábito no hace al monje, es preferible que el médico vista bata... Aléjese de los que pretenden curar porque simplemente han hecho un curso de un fin de semana, guiado por docentes no más cualificados (improvisados también) para convertirse en terapeutas de la nada, aunque estén diplomados...

No hace mucho una señora que cayó en la red de las licenciaturas fáciles contó que en un país europeo un grupo de estos astutos «desesperados de la didáctica» decidió incluso inventar una facultad de medicina capaz de producir terapeutas (con licenciaturas dudosas) por el módico precio de casi 5 o 6 mil euros por curso durante 5 años en total (uno menos que la clásica y canónica facultad de Medicina y Cirugía) y con asistencia obligatoria limitada sólo a los fines de semana.

Las inscripciones, no hace falta decirlo, estarían abiertas a cualquiera... con tal de que fuera capaz de entregar, aparte del currículum, un tangible cheque certificado por valor de la bella cifra que asciende a casi 30 mil euros.

El «comercio global telemático» es cómplice, cada cual puede convertirse en un representante a ultranza de cualquier cosa con tal de que sea vendible. Sin ir más lejos, la mujer de mi jardinero intentó venderme el mes pasado una partida de verduras liofilizadas en cápsulas para reforzar mi reserva de antioxidantes... y con qué técnica defendía la señora la eficacia de su producto, útil... quizá más para ella (para sanear el presupuesto familiar con las ganancias de las ventas) que para su improbable comprador. Más que la objetiva benevolencia de una acción parece que se haya convertido en cuestión de perseguir beneficios inmediatos y personales, visto que el imperativo es vender.

Piense por ejemplo en la cantidad de tests sobre las intolerancias nutricionales, sibilinos y de poco fiar, que ahora hacen furor en el suelo nacional; laboratorios fantasma firman restos de exámenes llevados a cabo por personal desconocido que ni siquiera ha visto en pintura el microscopio que se emplea para hacer la lectura de una toxicidad leucocitaria...

No hace mucho la esteticista de una amiga, por otra parte excelente masajista y manicura, le prescribió –entre ceras, manicura y un pelo encarnado que se escabullía entre un michelín y una *culotte de cheval* de su vecina de box– un test sobre las intolerancias alimenticias. ¿Hecho por quién? Por la misma persona que propuso el novedoso método.

No está mal.

Somos un pueblo de científicos, de santos, de navegantes, de poetas, de charlatanes y, por qué no, de terapeutas.

Se cuenta que un grupo de italianos estaba de viaje en las cataratas del Niágara y en un momento dado la guía dijo: «Y ahora, si guardan silencio un momento, podrán oír el ruido».

La *New Economy* ha englobado con sus tentáculos hasta la alimentación; sin embargo, esto no debe hacernos desconfiar de cada alimento. De hecho, las lectinas abundan en alimentos como los cereales, la verdura, las legumbres, el pescado, los crustáceos y los moluscos, con lo que sería muy difícil evitarlas. El secreto está más bien en eliminar de la dieta sólo aquellas lectinas que son incompatibles con nuestro grupo sanguíneo.

Celiaquía e intolerancia al gluten

«No se vive sólo de pan».

Son muchas las personas que tienen problemas con los productos a base de trigo y la mayor parte de las veces que los ingieren ni siquiera se dan cuenta, puesto que los síntomas, imprecisos y difícilmente reconocibles, no aparecen inmediatamente después de la ingesta.

Además de otras partes proteicas, el trigo contiene ingentes cantidades de gluten y gliadina; más de la mitad de las personas que padecen trastornos digestivos tienen en el suero anticuerpos del gluten y de las gliadinas.

Según D'Adamo y Whitney, una de cada 8-9 personas padece intolerancia al gluten y no acusa ningún trastorno, aunque la mucosa intestinal esté malograda o sea incluso inexistente.

La lectina característica del trigo y de otros cereales puede adherirse fuertemente, igual que una enredadera a la pared de una casa, a las paredes del intestino, provocando una inflamación dolorosa: pero esta reacción ocurre sólo en presencia de ciertos grupos sanguíneos, sobre todo el de tipo 0.

Las lectinas tienen estructuras diferentes en función de su procedencia. La del trigo, por ejemplo, tiene una forma distinta de la de la soja y, por lo tanto, reaccionará con sustancias distintas. Así pues, cada una de ellas resultará selectivamente dañina sólo para algunos grupos sanguíneos y beneficiosa para otros. Los tejidos del sistema nervioso son muy sensibles a la aglutinación inducida por las lectinas de origen alimenticio. Esto puede explicar por qué algunos médicos sostienen que las dietas de exclusión, comúnmente utilizadas en las personas alérgicas, pueden resultar útiles para curar algunos trastornos nerviosos como, por ejemplo, la hiperactividad.

Unos investigadores rusos han descubierto que el sistema nervioso de los esquizofrénicos es más sensible al ataque de lectinas alimenticias muy comunes.

Si se inyecta la lectina extraída de las lentejas en una articulación de un conejo aparece una inflamación local que presenta características semejantes a las de la artritis reumatoide. De hecho, muchas personas que padecen esta enfermedad se sienten mejor evitando hortalizas de la familia de las solanáceas, como los tomates, la berenjena y las patatas. No es de extrañar ya que las solanáceas son ricas en lectinas y dárselas a una persona que no las tolera no sería buena elección dentro de la perspectiva de una terapia de 360° que considere la importante función de la química nutricional determinante para la calidad de vida individual.

Las lectinas presentes en los diversos alimentos también pueden adherirse a los receptores de superficie de los glóbulos blancos, estimulándolos a que se reproduzcan todavía más velozmente. Dichas lectinas son por ende mitogenos. Este término significa que las lectinas pueden inducir a la célula a que entre en una fase del ciclo biológico llamada «mitosis», es decir, la fase en la que una célula se divide por la mitad para dar origen a otras dos células.

La celiaquía

En España la celiaquía afecta a una de cada 300 personas y se la considera una enfermedad autoinmune, es decir, provocada por una respuesta inmunitaria errónea que repercute en los tejidos sanos del organismo: la gliadina (una parte del gluten) es la responsable de la reacción errónea. Esta se une, en el interior del organismo, con la proteína transglutaminasa tisular: el sistema inmunitario de los celíacos reacciona a esta unión con una producción de anticuerpos y generando una respuesta destructiva en detrimento de la mucosa intestinal.

El gluten es una proteína contenida en algunos cereales (trigo, cebada, avena, centeno) comúnmente presentes en nuestras mesas que, si se ingieren, pueden provocar serias lesiones sobre todo en el organismo de las personas del grupo sanguíneo 0 y también de las del grupo B.

Esta enfermedad empezó a manifestarse cuando el hombre que pertenecía a este hemogrupo abandonó el nomadismo que lo obligaba a nutrirse de caza, frutas y hierbas selváticas que encontraba en sus continuos desplazamientos y empezó a detenerse a cultivar la tierra.

Probablemente la alimentación con productos derivados del trigo no era la adecuada para los hombres del grupo 0 de entonces, porque no toleraban el gluten contenido en el trigo y la intolerancia se transmitió genéticamente con las modalidades ya descritas hasta nuestros días.

Es más correcto hablar de «intolerancia» al gluten antes que de verdadera alergia, puesto que las reacciones inducidas por este cereal no son asimilables a las manifestaciones exclusivamente de tipo alérgico (como las reacciones al polen o a los ácaros del polvo).

El predominio de esta enfermedad ha ido en aumento de forma vertiginosa en los últimos años, pero no por un auténtico incremento objetivo, sino porque han aparecido metodologías de diagnóstico a nuestra disposición que han hecho más fácil evidenciarla.

El Nutri-Hemotest@ permite una confirmación estadísticamente más elevada de la intolerancia al gluten, y le dedica especial atención a esta sensibilidad en los individuos del grupo 0 que están decididamente mucho más expuestos.

Cabe aclarar que los métodos analíticos del tipo Dria, Electroacupuntura de Voll o Citotest difícilmente permiten evidenciar la diátesis en las personas de grupo 0.

Hasta hace unos años la diagnosis de esta patología se hacía con seguridad únicamente extrayendo un fragmento de intestino del tramo después del estómago (intestino delgado), con una sonda, en el caso de los niños, o con una sonda endoscópica (gastroscopia) en las personas adultas.

Se trataba de técnicas que, aunque no fueran invasoras, no resultaban gratas a los jóvenes pacientes, porque requerían anestesia o sedación profunda y, por consiguiente, se empleaban cuando se manifestaban síntomas clínicos clásicos evidentes del tipo:

- diarrea crónica;
- signos de mala absorción;
- disminución de la curva de crecimiento;
- excesiva pérdida de masa muscular magra;
- meteorismo (estómago hinchado), dolores abdominales persistentes y/o recurrentes;
- astenia, decaimiento, cansancio, disminuida capacidad de concentración, etc.;
- anemia;
- aumento de la frecuencia de abortos espontáneos;
- defecto en el esmalte dental;
- distiroidismo, inflamación de la tiroides (tiroiditis);
- dermatitis herpetiforme (un tipo particular de eccema);
- dermatitis exfoliativa con descamación furfurácea-eccematosa típica;
- defectos del equilibrio (ataxia);
- pérdida de cabellos (alopecia);
- gastritis, estomatitis aftosa reincidente, dificultad para «digerir»;
- trastornos del humor y depresión, etc.

A menudo los síntomas más vagos pueden aparecer en los casos menos evidentes que actualmente se enmarcan, según D'Adamo, en las situaciones de subceliaquía clínica, mucho más solapada e insidiosa y que afecta a una de cada 10 personas.

Hace ya unos años que se descubrieron unas metodologías de diagnóstico que permiten evidenciar con seguridad la diagnosis de intolerancia al gluten (también llamada «celiaquía»), pero que no proporcionan elementos persuasivos en los casos de subceliaquía, que son potencialmente más insidiosos, porque al ser menos evidentes se los infravalora.

Exámenes para diagnosticar la intolerancia al gluten o celiaquía

Se hacen en muestras de sangre:

Dosificación de las inmunoglobulinas (Ig) producidas respecto al gluten agresor. (Las inmunoglobulinas son proteínas que tienen la función de anticuerpos, producidas principalmente en la médula ósea y vertidas en la sangre).

Ig anti-gluten de tipo A y G (IgA e IgG).

Determinación de los anticuerpos antiendomisio, considerados más sensibles.

Dosificación de los anticuerpos antitransglutaminasa: metodología simple e indolora que se efectúa junto con la determinación del hemogrupo prevista por el Nutri-hemotest@ recogiendo en un papel absorbente apropiado dos gotas de sangre obtenidas mediante punción en un dedo.

Esta metodología prevista por el Nutri-Hemotest@ consiste en seguir un amplio trabajo de cribado preventivo-estadístico que, especialmente en el ámbito escolar de primaria, permitirá transmitir en los comedores escolares, oportunamente informados por el médico escolar, un auténtico conocimiento nutricional, indispensable para la salud actual y futura de las nuevas generaciones.

La ejecución de estudios sobre la población pediátrica y adulta permitirá comprobar la incidencia real de esta enfermedad que hoy en día está decididamente subestimada. La dieta sin gluten es para las personas del grupo 0 no ya una opción, sino un requisito fundamental para el crecimiento, el desarrollo y el mantenimiento de la salud óptima del portador de semejante característica. Los anticuerpos se dosifican a las personas de grupo 0 examinados con el Nutri-Hemotest@ en caso de que el historial clínico, positivo por los síntomas, lo requiera. Son anticuerpos contra una enzima (la transglutaminasa) implicada en el proceso de toxicidad del gluten sobre los tejidos humanos de los celíacos, especialmente sobre la mucosa del intestino, que pueden no aparecer en los casos de celiaquía subclínica, pero que como segunda prueba confirmatoria mejoran cuando están expuestos a una dieta carente de gluten.

Unos estudios recientes han permitido comprobar que el predominio de la celiaquía es notablemente más elevado de lo que se creía antes, pero que se la asocia con frecuencia a síntomas atípicos de la mala absorción intestinal, y a menudo ni siquiera se refieren a patologías del intestino. Estos datos afloran de un estudio que se llevó a cabo en el Círculo Didáctico de Trieste en 1999 sobre un grupo de población de Cerdeña y permitieron identificar a un celíaco por cada 70 personas. El porcentaje se incrementa (1:10) si los individuos examinados se subdividen en base a la pertenencia al grupo sanguíneo 0.

Por qué se debe excluir el gluten de la dieta lo antes posible

Estos datos hacen reflexionar y sobre todo a los pediatras. De hecho, se ha visto que si la diagnosis pasa inadvertida y no se realiza antes de la adolescencia y, por consiguiente, no se realiza una terapia dietética sin gluten, es probable que el niño llegue de todas maneras a la edad adulta, pero estará a menudo muy cansado, delgado, con trastornos de carácter de tipo depresivo, frecuentes dificultades digestivas, dolores abdominales recurrentes, etc.: se convertirá en un adulto «poco sano» y quizá «poco feliz». Su actitud podría relacionarse con la figura típica del hipocondríaco.

En los celíacos, aunque no afecte de forma dramática a los intestinos, la acción de tipo tóxico-inmunológica del gluten compromete de forma crónica y solapada casi todos los órganos y aparatos (huesos, tiroides, articulaciones, sistema nervioso, hígado, etc.) y muchas veces de forma irreversible.

Aunque las mujeres celíacas no diagnosticadas y no curadas en edad pediátrica son las que quizá sufren más tales afecciones, están mayoritariamente sujetas a padecer anemia porque, por un lado, producen menos glóbulos rojos a causa de la falta de hierro por la mala absorción, y por otro lado, los pierden con el ciclo menstrual. Durante su periodo fértil corren mayor riesgo de tener abortos espontáneos (casi nueve veces más), y amamantan la mitad del tiempo en comparación con las mujeres normales. En edad avanzada padecen osteoporosis y dolores articulares.

Además, parece ser que sin la diferencia de predominio entre hombre y mujer hay más posibilidad para los celíacos no curados de padecer un linfoma intestinal (un tumor maligno del tejido linfático del intestino). Como ya se ha señalado la única terapia eficaz en la intolerancia al gluten es la dieta. Parece una solución fácil, pero en realidad los cereales que contienen gluten pueden estar presentes en cualquier alimento, y no sólo en el pan, la pasta, las galletas, etc. Por ejemplo, puede haber restos de gluten en los jarabes curativos o en las medicinas, en las hamburguesas, etc.

Los niños afectados deben tener el apoyo psicológico de los padres desde las primeras fiestas infantiles con los amigos, en las que se consume repostería y pasteles «normales» con gluten, de lo contrario podrían tener la sensación de estar excluidos de una sociedad que les resulta extraña. Los adolescentes quizá puedan expresar rechazo a la enfermedad e interrumpir la dieta para no sentirse distintos. Hay que prohibirles los restaurantes y las cafeterías: ahora ya se sabe que para que la dieta sea eficaz debe ser absoluta y rigurosa, sin prever ni siquiera un décimo de gramo de gluten.

Las industrias sensibles, en honor a la verdad no sólo por motivación humanitaria, han recibido el apoyo de los gobiernos que han promulgado disposiciones para hacer que los productos alimentarios sin gluten, que son muy caros, sean gratuitos.

Existen asociaciones que proporcionan apoyo informativo y psicológico a los afectados por la intolerancia al gluten y representan las problemáticas de estos enfermos frente a las instituciones.

La función de estas asociaciones es determinante e insustituible desde el momento de la diagnosis, puesto que se perfila un cambio radical de la gestión familiar de las costumbres de vida del paciente afectado por la intolerancia al gluten o celiaquía y en las situaciones de subceliaquía.

También aumenta constantemente la asistencia social a los individuos que no toleran el gluten, y no es raro encontrar en los supermercados zonas dedicadas a productos sin gluten y restaurantes en los que se cocina sin gluten.

La Hemodieta representa un recorrido terapéutico fundamental para ayudar a los pacientes celíacos, ya sean niños, adolescentes o adultos, puesto que se acerca a una solución terapéutica radical y eficaz.

Correlación entre los grupos sanguíneos y las enfermedades

*La sangre de Elías,
que combate al Anticristo,
se incendia y devora la Tierra.*
Hara 99/100

Existe una correlación epidemiológica precisa entre los grupos sanguíneos y las enfermedades. En los grupos sanguíneos hay unas sustancias grupo específicas que tienen una receptividad particular a las enfermedades.

Pero vayamos por partes. Los inicios de la investigación sobre las relaciones entre los grupos sanguíneos y las enfermedades se remontan a 1921, año en el que Buchanan y Higley, incitados por el trabajo análogo de Alexander, examinaron la distribución de los grupos sanguíneos en 2.446 pacientes hospitalizados desde 1917 hasta 1921 en la clínica Mayo (Estados Unidos). Su conclusión fue negativa: al parecer no existía asociación entre ninguna de las 17 enfermedades estudiadas y los grupos sanguíneos.

Lo mismo ocurrió en las investigaciones que se llevaron a cabo en los 30 años siguientes, excepto las de Ugelli y Lessa en las que se sostenía —de forma aún incierta— cierta correlación entre la úlcera gastroduodenal y el grupo 0. No fue hasta 1953 cuando, por primera vez con un método estadístico riguroso, Aird y sus colaboradores pusieron de manifiesto un predominio de individuos pertenecientes al grupo 0 entre los pacientes afectados de úlcera péptica. Desde aquel momento se empezó a acumular una cantidad ingente de datos que, oportunamente examinados y elaborados con métodos estadísticos adecuados (Woolf, 1955; Haldane, 1956; Serra, 1958; Cresseri y Serra, 1963; Vogel y Helmbold, 1972), permitieron llegar a algunas conclusiones biométricas válidas y de notable interés biológico, aunque suscitaran críticas poco consistentes por parte de algunos (Manuila, 1958; Wiener, 1962, 1970).

Un terreno para cada grupo

Las innumerables diferencias que existen entre los diversos grupos sanguíneos dependen de la funcionalidad digestiva que caracteriza a cada uno de estos, que han evolucionado y se han perfeccionado filogenéticamente en el transcurso de los años a raíz de múltiples variables entre las que seguramente se incluyen dos pilares significativos: la situación climática y la resistencia a infecciones y epidemias.

Muchos estudios llevados a cabo por investigadores del sector han examinado muestras de población ubicadas en aglomerados urbanos que en realidad no reflejan análisis estadísticos fehacientes, ya que las razas están muy mezcladas entre sí.

Como decía Hipócrates en *De aeribus*, el ser humano experimenta la influencia de las tierras, las aguas y los lugares en los que vive y se reproduce. Si la vid del Chianti se plantara en una viña californiana o australiana no produciría un Chianti idéntico al de la Toscana; podemos extrapolar el caso a los seres humanos y sus enfermedades. Un germen sólo arraiga si el terreno es receptivo.

Por lo tanto, es útil el empleo del neologismo «terreno». La palabra deriva del latín tardío *terrinum* y del latín clásico *terrenum*, que es la forma neutra del adjetivo *terrenus*, de «tierra», que atañe a la tierra y es precisamente de la tierra de donde provenimos y adonde tarde o temprano volveremos.

Definición de terreno biológico: «Todas las células viven esencialmente en el mismo ambiente, también conocido como fluido o medio extracelular. Medio interno es un término que introdujo hace más de cien años el fisiólogo francés Claude Bernard. Las células son capaces de tener vida, crecimiento y desarrollo de sus funciones específicas hasta que la concentración justa de oxígeno, glucosa, diferentes iones, aminoácidos, sustancias grasas y otros componentes está disponible en este ambiente interno regularmente abastecido por nuestra sangre» (Guyton & Hall, *Textbook of Medical Physiology*, 1966).

La vida es una clara y elocuente expresión de la materia entendida como producto final de la interacción de los cuatro elementos clásicos de inspiración aristotélica (Tierra, Aire, Agua y Fuego), capaces de influenciar de forma polimórfica la incorporación de complejos estructurales de macromoléculas, cuyo producto final del metabolismo, la reproducción y la variabilidad, constituyen la materia viva.

Estos componentes están, para seguir con la analogía aristotélica, en constante y continua relación dialéctica entre sí y es justamente esta característica la que califica al organismo y su ambiente.

La desregulación de esa relación simbiótica, ya sea en el organismo como en el medio externo, representa factores capaces de provocar procesos patológicos.

Unos estudios comparativos de la sangre, la saliva y la orina en personas con buena salud y en pacientes con cáncer han permitido llegar a la determinación de tres parámetros vitales esenciales:

1) pH, o concentración del ion hidrógeno;
2) RH2 o coeficiente de oxidorreducción o potencial eléctrico, y
3) Ro o resistividad para medir la concentración de los iones o potencial dieléctrico o factor de aislamiento. En la práctica, este último mo cuantifica la resistencia de un líquido al flujo de una corriente eléctrica.

En las personas jóvenes y sanas estos tres parámetros tienen valores muy próximos. La orina es capaz de eliminar los materiales de desecho en la sangre, el exceso de ácidos y los electrolitos minerales y orgánicos por lo que los valores bioelectrónicos de la sangre se mantienen estables entorno a los valores:

$$pH = 7,39\text{-}7,41 \qquad RH2 = 21\text{-}23 \qquad r = 190\text{-}220 \text{ Ohm}$$

En el hombre, de estos tres líquidos biológicos (la sangre, la orina y la saliva) se deducen globalmente nuevos parámetros para la definición del terreno bioelectrónico individual.

En caso de desarrollo de un terreno individual cancerígeno se hallarán lentas, pero relevantes discrepancias entre los valores obtenidos de la sangre y los de la orina. En este caso la sangre tiende a ser más alcalina y oxidada y, a causa de una sobrecarga de electrolitos no eliminados por los riñones (¿será el empleo de las famosas aguas minerales?...), su resistividad decrece constantemente y, por tanto, la resistividad de la orina se mantiene elevada por la escasa presencia de electrolitos eliminados.

Cuando se dice que el hombre experimenta la influencia del ambiente en el que vive se está haciendo referencia a las modificaciones físicoquímicas que el ambiente provoca indirectamente en los potenciales oxidorreductores celulares individuales y no sólo a un impalpable e intangible ente sobrenatural de compleja colocación espacio-temporal.

La vida es posible en el ámbito restringido de ciertos parámetros bien precisos y perfilados que deben atenerse no sólo a las células humanas y sus relativos fluidos biológicos, sino también a todas las demás formas de vida que entran en simbiosis funcional con el hombre, como por ejemplo: los productos alimenticias, las vitaminas, los aminoácidos, los minerales, los fármacos (alopáticos, homeopáticos, etc.), aportándonos una clara orientación sobre la vitalidad del producto en sí mismo.

Los resultados de los tres fenómenos pueden referirse en un diagrama constituido por cuatro cuadrantes que permite comprobar la vitalidad del individuo aparte de la de las sustancias examinadas.

En cambio, por lo que respecta a los parámetros de los fluidos biológicos, se ha comprobado que la edad anagráfica y la edad biológica de un individuo no siempre coinciden. A una mayor edad biológica le corresponde un mayor coeficiente de riesgo de enfermedad.

Según Vincent, en las mujeres embarazadas, y sobre todo en las puérperas, durante el periodo inmediatamente posterior al parto, se ha detectado un incremento de la edad biológica de por lo menos 10 años con respecto a los parámetros de la edad anagráfica real.

Una puérpera de 20 años con una edad biológica de 30 necesitaría entre cuatro y ocho meses para recuperar su edad biológica natural anterior. Se observa una situación análoga como consecuencia de enfermedades de carácter crónico, intervenciones quirúrgicas o mucho estrés emocional. Resultan interesantes los parámetros observados en la leche natural, es decir, sin estar sometida a ningún tipo de manipulación o esterilización, ya que se incluyen en el primer cuadrante que es extremadamente vital por su acidez, mientras que tras la pasteurización tienden a caer en el tercer cuadrante, que es el de la muerte biológica del alimento.

Por lo tanto, desde el punto de vista físico-químico estrictamente ponderal, aunque un producto mantenga sus características exteriores aparentemente intactas, podría resultar no vital como resultado de una exploración del nivel de oxidorreducción. Así pues, la estructura bioquímica no es garantía de la buena calidad de un producto. Lo mismo ocurre con todos los otros géneros de consumo alimenticio que han sido expuestos a manipulaciones químicas y genéticas (sobre todo las aguas, etc.).

Muchos autores coinciden en que el precursor de los grupos sanguíneos actuales debería ser el grupo 0 que, mediante la influencia de una amplia gama de variables de mecanismos de oxidorreducción ambientales, ha evolucionado dando origen al sistema ABO.

Las enfermedades se desarrollan sólo si el terreno orgánico individual está predispuesto. Tal predisposición puede documentarse con la monitorización de algunos parámetros bioelectrónicos y no bioquímicos del terreno. Los datos que se extraen son unos parámetros llamados electromagnéticos que se han expresado en pH (concentración de iones o protones), RH2 (o factor eléctrico en milivoltios) y Rho (o factor dieléctrico expresado en Ohm). Estos valores se encuentran en los fluidos biológicos, es decir, en la sangre, la orina y la saliva en un total de nueve mediciones controladas por un software que incluso logrará predecir las tendencias evolutivas de una persona, población, raza, etc.

Se trazan coordenadas electromagnéticas sobre ejes cartesianos que permitirán ubicar la situación de terreno específica del paciente con respecto a las coordenadas de la salud perfecta, que son distintas en función de la pertenencia a un grupo sanguíneo o a otro.

Entre 1941 y 1943, G. Stromberg, de la fundación Carnegie (Estados Unidos), efectuó sondeos para demostrar la emisión de campos electromagnéticos por parte de los seres vivos, que tendían a atenuarse para luego desaparecer después del fallecimiento. En 1943, F. Vless, docente de la universidad de Estrasburgo, consiguió con la ayuda de sus asistentes detectar variaciones del pH y del RH2 en el líquido hemático de patologías diversas hasta el punto de redactar un atlas orientativo de tales valores creando las bases para un creciente interés diagnóstico en el ámbito médico y terapéutico.

El ser humano está compuesto de sesenta trillones de células literalmente inmersas en un líquido llamado agua. Esas células nacen, se reproducen, se metabolizan, transmiten y modulan información para luego morir siguiendo las leyes del electromagnetismo, comportándose como verdaderos osciladores electromagnéticos.

La vida es, como sostiene Mancini, un caso particular de aplicación de la electricidad a la materia. Esta ley fundamental regula el cosmos y el universo. La electricidad es energía que cuando se aplica a un conductor se transforma en corriente que a su vez genera magnetismo. Estos principios son válidos para todos los grupos sanguíneos y para todos los seres vivos.

Existen valores codificados de estos tres parámetros por encima o por debajo de los cuales la vida es prácticamente imposible. Los límites más bien exiguos entre los que el fenómeno de la vida puede manifestarse están relacionados con delicadas sinergias de metabolismo.

Así como existe un terreno para sembrar, plantar rosas o tubérculos, existe un estado orgánico, o bien un terreno biológico individual, que se define precisamente con estas tres coordenadas.

Tipo de neoplasia	Grupo sanguíneo			
	O	A	B	AB
Cáncer de mama		++	+	++
Tumores cerebrales		++	+	
Tumores del aparato reproductor femenino			++	+
Cáncer de colon (1)				
Cáncer de la boca y de las vías digestivas altas		+	+	
Cáncer de esófago y estómago	+			+
Cáncer de páncreas, de hígado, de vesícula biliar y de las vías biliares		++	++	
Tumor en los huesos				
Linfomas, leucemia y enfermedad de Hodgkin		+		
Tumores pulmonares (2)				
Cáncer de próstata		+	+	
Tumores de piel	++			
Tumores de las vías urinarias	+	+	++	
Cáncer de tiroides		++	+	++

En general los tumores suelen estar más asociados con los grupos A y B y ligeramente menos con los grupos AB y 0.

(1). El grupo sanguíneo no constituye un factor de riesgo relevante para las distintas formas de cáncer de colon.

(2). El cáncer de pulmón es una de las pocas neoplasias que no manifiestan conexión alguna con los grupos sanguíneos.

La evolución de los grupos sanguíneos y de la vida misma en particular es un evento colateral de la transformación en sintonía con el ambiente de estos tres parámetros electromagnéticos. Por ejemplo, un pH no superior a 9,40 y no inferior a 6,40; un RH2 no superior a 36 milivoltios y no inferior a 16, y un Rho no superior a 400 Ohm y no inferior a 90 Ohm son los intervalos dentro de los que puede tener lugar la vida. Obviamente, los límites extremos no se corresponden con niveles de salud, sino con niveles por encima de los cuales es evidente que la vitalidad celular se interrumpe. Estos tres factores evolucionan normalmente con la edad hacia una alcalinización, o bien una electronización caracterizada por una disminución de la resistividad de los fluidos biológicos. El agua del cuerpo humano se mineraliza excesivamente a causa del incremento de la concentración de electrolitos con las variaciones de la presión osmótica a nivel intracelular y extracelular.

Los terrenos de los grupos sanguíneos

Ácido y reducido	Aumento de bacterias fisiológicas
Ácido y oxidado	Aumento de fermentos, hongos, moho, cándida
Alcalino y oxidado	Aumento de virus, patologías degenerativas
Alcalino y reducido	Aumento de bacterias patógenas

De este esquema se puede deducir que la instauración de patologías de terreno, silenciosas, caracterizadas por esta lenta y progresiva oxidación, o bien cristalización del terreno, predispone el organismo a la aparición de patologías degenerativas como el cáncer, la trombosis, el infarto, el ictus, las infecciones virales, y están relacionadas con un estilo de vida particular, con el uso y abuso de antibióticos y vacunas y con la contaminación ecológica ambiental de varios tipos. Estas modificaciones deberán valorarse con mucha atención, porque son capaces de dañar como una bomba de relojería el código de la vida, el ADN, y seguramente también pueden producir alteraciones en el genoma, que es el disco duro en el que está contenido el programa de la especie humana. También es posible monitorizar, con los parámetros de la BEV (= bioelectrónica de Vincent), los alimentos, los fármacos, las aguas y, por qué no, el vestuario utilizado. Más que curar un virus, una bacteria, un cáncer o un sida o cualquier otro virus como el de la hepatitis, por ejemplo, el terapeuta del tercer milenio deberá intentar que el terreno biológico sea inhóspito para el surgimiento de la enfermedad. Cada día encontramos centenares de miles de bacterias y virus sin que contraigamos regularmente infecciones y eso se lo debemos a la competencia del sistema inmunitario, verificable mediante los tres parámetros bioelectrónicos.

En bioelectrónica se puede calificar en cuatro variantes el desorden o el sufrimiento del terreno biológico individual. Hoy en día, en una fase de cultura posteinsteniana, es posible afirmar que la materia es energía a diversos niveles de vibración y frecuencia. La bioelectrónica se encarga de microcorrientes que animan cada estado del ser viviente. La vida está limitada por el exceso de concentraciones moleculares o por la eliminación progresiva de los líquidos. La muerte es en cierto sentido la pérdida crónica y evolutiva de agua en el ser humano. En los organismos superiores el porcentaje de agua indispensable para vivir tiende a aumentar proporcionalmente con el nivel filogenético evolutivo considerado. Basta con imaginar a un hombre perdido en el desierto cuya necesidad de agua se multiplica por la excesiva sudoración. En un recién nacido el porcentaje de agua está cerca del 85-90%, mientras que en un anciano puede reducirse al 60%. Por debajo del 55% de agua la muerte es la consecuencia inducida por una excesiva acidez, causada por una disminución aguda de la llamada reserva alcalina, constituida por toda una serie de sistemas tampón destinados a mantener la carga electrónica estable junto con la presión osmótica. Toda la bioquímica humana está regida por la ley del pH, es decir, de la entidad de la alcalinidad o de la acidez y por el RH2 o concentración en electrones del pH.

Los factores de la salud

Las flechas lanzadas
hacia el más allá celeste
de Shou-hsin hacían llover sangre.
Mito de la antigua Camboya

Las reacciones bioquímicas de la vida son posibles únicamente en intervalos restringidos definidos como factores ion-electrónicos.

Cualquier fármaco, ya sea alopático, homeopático, de fitoterapia, etc., adopta diferentes connotaciones en función de quién lo ingiere. En cierto sentido las características individuales están contenidas en los grupos sanguíneos, que representan una especie de contenedores específicos. Cada uno de los hemogrupos adopta un perfil distinto desde el punto de vista oxidorreductivo en base al propio conjunto inmunitario, bioquímico y metabólico. Sería muy útil, tanto para el paciente como para el terapeuta, conocer de antemano las modalidades reactivas orientativas de la conexión paciente-fármaco. De la misma forma que cuando ponemos gasolina nos aseguramos de que no sea gasóleo con plomo, ¿por qué no podemos ser cautelosos antes de medicar nuestra salud?

Si hay que tomar un fármaco (a veces no puede evitarse), es de esperar que para prescribirlo se pueda prever adecuadamente su comportamiento frente al paciente y definirlo «válido» en relación con la conformidad de unos requisitos bioelectrónicos de biocompatibilidad muy precisos, como si estuviésemos por analogía efectuando un pequeño trasplante de órgano (véase el esquema).

Valores ideales

	pH	Rh2	Rho
Sangre	7.34 - 7.41	22	210
Saliva	6.8 - 7	22	140
Orina	6.5	24	30

Alcance de tolerancia de la salud

	pH	Rh2	Rho
Sangre	7.35 - 7.40	22 - 24	170 : 220
Saliva	6.8 - 7	21 - 24	130 : 170
Orina	6.5 - 8	23 - 26	25 : 40

Valores hemáticos incompatibles con la vida

pH	No superior a	9.4	y no inferior a	6.40
Rh2	No superior a	36mV	y no inferior a	6.40
Rho	No superior a	400 Ohm	y no inferior a	90 Ohm

Valores de individuos en:

Perfecta salud (PS) Precancerogénesis (PC) Estadio final (SF, según Vincent)

	pH			Rh2			Rho		
	PS	PC	SF	PS	PC	SF	PS	PC	SF
Sangre	7.4	7.5	7.78	22	26	28.6	210	160	131
Saliva	6.8	7.15	7.4	22	27.8	30.3	140	210	268
Orina	6.5	5.5	4.4	24	24	18.1	30	70	143

Neutralidad/acidez/alcalinidad/reducción/oxidación

PH	Rh2
7.07 = neutralidad	28 = neutralidad
Inferior a 7.07 = acidez	Inferior a 28 = reducción
Más de 7.07 = alcalinidad	Más de 28 = oxidación

El estudio de estos tres factores (pH, RH2 y Rho) sujetos a relaciones muy estratégicas permite construir un gráfico denominado bioelectronigrama o gráfico bioelectrónico, que representa los resultados de las mediciones y permite crear las coordenadas de este terreno en su evolución patológica, igual que se hacía con las coordenadas en una batalla naval para hundir un barco. La interdependencia de estos parámetros puede demostrarse matemáticamente con las relaciones que derivan de la clásica fórmula de Nernst que, como es sabido, se basa en el primero y el segundo principio de la termodinámica.[1]

[1] **Primer principio de la termodinámica o de la conservación de la energía**: «Para un sistema termodinámico existe una función de estado –energía interna– cuya variación, cuando el sistema pasa de un estado 1 a un estado 2, depende sólo de los estados inicial y final y no del tipo de transformación experimentada. Esa variación es igual a la energía intercambiada con el exterior a través del flujo de calor y trabajo».

El segundo principio de la termodinámica: «Se establece que muchos procesos son irreversibles no sólo en el sentido de que no proceden en sentido inverso, sin intervención externa, sino en el sentido de que no es posible realizar una combinación de procesos naturales que pueda restablecer el estado primitivo del sistema sin que se originen variaciones en otra parte».

Comportamiento
y grupos sanguíneos

Trabaja como si no necesitaras el dinero.
Ama como si nadie te hubiera hecho sufrir nunca.
Baila como si nadie te estuviera mirando.
Canta como si nadie te estuviera escuchando.
Vive como si el paraíso estuviera en la Tierra.
Anónimo

La psicóloga Léone Bourdel (1907-1966) dirigió en la década de 1930 unos interesantes estudios sobre la personalidad llevados a cabo con un gran número de pacientes. La doctora los sometió a exámenes varios: el reflejo óculo-cardiaco, el índice cefálico, la búsqueda del grupo sanguíneo, etc., que la condujeron a establecer una distinción de cuatro temperamentos: el armónico, el melódico, el rítmico y el complejo. Jean-Charles Gille-Maisani aclara:

«(...) Unos importantes trabajos han demostrado que existe una predisposición hereditaria relacionada con el grupo sanguíneo, que pertenece a cada temperamento psicobiológico: las personas del grupo sanguíneo A poseen la innata tendencia a ser armónicas, mientras que las del grupo 0 tienden a ser melódicas. Por otra parte, las del grupo B suelen ser rítmicas, mientras que las del grupo AB son complejas. Se trata de un descubrimiento de gran interés con respecto a la influencia ambiental, la función de los elementos innatos en la formación del carácter, aunque por todos es sabido que es poco conocido y todavía no se ha estudiado lo suficiente» (Jean-Charles Gille Maisani, *Temperamenti psicobiologici e gruppi sanguigni*, Tecla ediz., Castrovillari, 1992).

En cierto sentido, estos trabajos desenterraron la teoría hipocrática sobre la cual se fundaban los temperamentos de Galeno. El factor que define ciertas predisposiciones caracteriales parece estar inseparablemente ligado al grupo sanguíneo. Unos importantes estudios posteriores difundieron la tesis de que hay en cada persona una predisposición hereditaria que depende del grupo sanguíneo.

El médico Paul Carton se cuestionó si el grupo A correspondía al temperamento sanguíneo (armónicos), el B al nervioso (rítmicos), el O al bilioso (melódicos) y el grupo AB al linfático (complejos). En 1932, en Japón, apareció un libro de Takeji Furukawa que presentaba sus experimentos, los cuales confirmaban la teoría de la predisposición caracteriológica relacionada con el grupo sanguíneo. El psicólogo Karl H. Gobber dirigió otras investigaciones interesantes con 102 voluntarios.

El problema también fue estudiado desde el punto de vista criminológico en distintos países, como en Francia donde R.O. Guidez llevó a cabo un estudio sobre 535 detenidos en la cárcel de Fresnes. Los resultados permitieron concluir que los fraudes y robos son más frecuentes en las personas pertenecientes al grupo sanguíneo O. Los crímenes pasionales se cometen en su mayoría por individuos del grupo B. Los atracos y robos son imputables a los del grupo AB. Llegados a este punto, resulta interesante detenerse en las patologías relativas a los grupos sanguíneos. En el ámbito psiquiátrico se comprobó la relación entre psicosis maniaco-depresiva y grupo O; existen notables trabajos al respecto de Parker, Theilie y Spielberger. También se descubrió que los individuos del grupo A estaban más afectados por las neurosis obsesivo-compulsivas y las esquizofrenias.

Me gustaría recordar aquí los importantes trabajos de Buchanan y Higley de 1936, confirmados por L. Ugelli, Lessa y Alarcao en 1949 que, en base a un cierto grupo sanguíneo, descubrieron probabilidades significativas de padecer úlcera duodenal o tumor en el estómago. Los alemanes G. Jorgensen y G. Schwarz observaron que las personas del grupo sanguíneo A abundaban más en la división de cirugía de los hospitales que las del grupo O.

Específicamente «la afinidad de la úlcera duodenal con la sangre de tipo O, que ya aparecía en los trabajos pioneros de Buchanan y Higley, fue descrita por primera vez en Italia en 1936 por L. Ugelli y luego revisada por Lessa y Alarcào en 1949 y constantemente confirmada a posteriori por las estadísticas efectuadas en países distintos: las personas O tienen un 33% más de probabilidad que las demás de padecer una úlcera; los grupos A, B y AB tienen las mismas probabilidades en lo que respecta a la úlcera gástrica; el grupo A es el preferido por la úlcera duodenal con respecto a los grupos B y AB (y al grupo O). Dado el carácter a menudo psicosomático de la úlcera, sobre todo en su localización duodenal, podemos cuestionarnos si, en las personas O, ese hecho no podría relacionarse con la particular vulnerabilidad de las personas melódicas a las carencias relacionales o a la falta de actividad social. De todas formas el problema no es sencillo. Hemos mostrado cómo al grupo sanguíneo se le añade otro factor, es decir, la secreción (o no secreción) de antígenos A, B o H en la saliva: las personas 0 no-secretores presentan la máxima frecuencia de úlceras duodenales; las personas A secretoras, seguidas de las B y las AB, presentan la frecuencia mínima. Por otra parte, la úlcera duodenal aparece estadísticamente en una edad más avanzada en las personas 0». Así lo describe Gille-Maisani en el citado texto.

Continúa: «En compensación, las personas A padecen muchos más tumores en el estómago, como lo demostraron Aird y Bentall en un importante estudio... y desde ese momento se ha confirmado siempre». El grupo sanguíneo de la persona influye también en la escritura y el arte pictórico. Johan Kaspar Lavater, gran estudioso de la ciencia fisiognómica, observó y estudió la analogía existente entre el lenguaje, la forma de caminar y la escritura en su famosa obra *Phisiognomische Fragmente zur Beforderung der Menschenkenntniss und Menscheuliebe*, y afirmó lo siguiente al respecto: «Cada dibujante o pintor se reproduce en mayor o menor medida en sus obras; en ellas podemos descubrir algo sobre su apariencia o su espíritu (...). Mientras más comparo las diferentes escrituras que pasan bajo mis ojos más me convenzo de que son igualmente expresiones y emanaciones del carácter del que escribe».

Por lo tanto existe una relación entre el grupo sanguíneo, la pintura y la escritura. Seis años antes de que entrara en imprenta *Les mystères de l'écriture* (1866), del abad Jean-Hippolyte Michon (1806-1881), ilustre grafólogo francés que fue el primero en aportar un fundamento científico al estudio de la escritura y en acuñar el término «grafología», J.B. Delestre afirmó con agudeza: «Si se compara el talento de un pintor con su escritura se observa una incontestable correspondencia de procedimiento; por otro lado, cuando un artista cambia de estilo también modifica la escritura de forma análoga...». Esta genial intuición dará lugar al nacimiento de la ciencia grafológica. En 1986, el grafólogo español Jaime Tutusaus Lóvez escribía que a través del factor sanguíneo se podían descubrir las tendencias de base psicológicas, psicopatológicas y patológicas. Existen diversos estudios al respecto. La relación entre escritura y grupo sanguíneo se empezó a tomar en consideración a partir de 1940.

Jean-Charles Gille-Maisani cita las observaciones de Schaer al respecto.

Grupo A: escritura homogénea, fluida, regular en el ancho (espacio entre letras y palabras), pero desigual en la presión, rítmica.

Grupo B: escritura homogénea y estable, regular en el ancho (espacio entre letras y palabras), a veces con rigidez; regular en la presión, pero salpicada de pequeños y repentinos espasmos.

Grupo 0 y **AB**: escritura variable, irregular en el ancho y en la forma (a veces hasta la imprecisión).

El grafólogo Jaime Tutusaus Lóvez también demostró la relación entre grupo sanguíneo y escritura. Estos estudios sobre los temperamentos psicobiológicos, los grupos sanguíneos, su expresión grafológica y artística y las correspondientes tendencias patológicas resultan muy estimulantes por el amplio abanico de aplicaciones que pueden tener. El médico y psicólogo Gille-Maisani afirma: «La frecuencia de muchas enfermedades depende del grupo sanguíneo, especialmente los tumores uterinos y de ovario y la anemia perniciosa, cuya frecuencia es un 30% mayor en las personas de grupo A; los reumatismos articulares agudos, con sus consecuencias cardiacas, son un 20% menos frecuentes en las personas del grupo 0 que en las de los otros grupos. Desde el punto de vista cardiovascular el grupo sanguíneo 0 es el favorito, mientras que el grupo A es el más castigado por los infartos de miocardio y las trombosis venosas».

En 1961 Parker, Theilie y Spielberger descubrieron a raíz de sus estudios en Estados Unidos la conexión de los rasgos psicopatológicos con los grupos. Así los trastornos obsesivos son más frecuentes en los grupos A, B y AB frente al 0, y la tendencia neurótica es superior en los del grupo B.

Un deporte para cada grupo

Los diferentes grupos sanguíneos difieren también significativamente en su respuesta al ejercicio físico. Los tipos adecuados de actividad física para cada grupo sanguíneo son los siguientes:

Grupo A: tai-chi, hatha yoga, caminatas, natación, bicicleta.

Grupo 0:   ejercicio físico intenso y enérgico.

Grupo B: actividades moderadas que impliquen a más gente. Estas personas no rinden bien cuando tienen que practicar deportes competitivos, necesitan tranquilidad.

Grupo AB: tai-chi, hatha yoga, caminatas, natación, bicicleta.

Los programas nutricionales personalizados en base al grupo sanguíneo

Distintas variedades de animales y alimentos que han evolucionado en los diferentes climas regionales del planeta

Clima / Alimentos	Tropical	Caluroso	Fresco	Frío	Montaña
Pescado	Peces de aguas calientes	Peces de aguas calientes	Peces de aguas frías	Peces de aguas frías	Peces de río / torrente
Carne	Carne roja	Carne roja	Carnes blancas	Carne roja (animales grandes)	Carne roja (animales pequeños)
Verdura	Raíces/ tubérculos	Raíces/ tubérculos	Todos los tipos de vegetales	Sólo raíces	Que crecen bajo tierra
Fruta	Fruta	Fruta	Avellanas/ bayas	Bayas	Frutas coriáceas
Gramináceas	Arroz	Arroz/ maíz	Avena/ cebada/ farro	Farro/ centeno	Cebada/ farro
Aceite	Pescados	Olivas	Semillas de lino/ pescado	Hígado de bacalao/ salmón	Semillas de lino
Nueces/ semillas	Nueces/ semillas	Nueces/ semillas	Nueces/ semillas	Nueces/ semillas	Nueces/ semillas
Productos lácteos	Vacas	Cabra/ camello	Oveja/ cabras/ vacas	Carne de ciervo/ yak	Gamo/ cabra de montaña

Superalimentación para el grupo 0

(Las indicaciones nutricionales contenidas en este programa
se completan con el Nutri-Hemotest@)

La dieta para el tipo 0

*Si uno se alimenta diariamente con una pizca más de lo necesario,
a largo plazo morirá o al menos enfermará.*

Francesco Chiari

Las personas pertenecientes al grupo 0 descienden probablemente de los antiguos predadores, cazadores y carnívoros que lo eran más por necesidad que por verdadera exigencia metabólica, ya que por lo general el ser humano tiene secreción salivar alcalina y es incapaz de segregar saliva ácida, que es la exclusiva de los auténticos carnívoros. Sin embargo, difícilmente pueden hacerse vegetarianos, puesto que se han adaptado progresivamente a asimilar las proteínas y han desencadenado una secreción gástrica ácida compensatoria más eficiente que todos los demás hemogrupos. Esa situación requiere una buena actuación del hígado, que necesitará aportes regulares y generosos de L-metionina, un aminoácido sulfurado contenido principalmente en la carne roja biológica. Una dieta carente de estos principios puede predisponer a ciertas patologías vasculares –tipo ictus, infarto, trombosis, etc.– por acumulación excesiva de homocisteína (Foster, 1999 y Vincent, 1960). Las personas de este grupo presentan predominancia parasimpática y segregan jugos gástricos más ácidos que los demás, lo cual los hace más vulnerables a padecer patologías tipo úlcera. En condiciones de estrés, las personas de grupo 0 produce numerosas catecolaminas y poca MAO (monoaminooxidasa).

Se los considera oxidadores veloces y tienen que seguir una dieta rica en proteínas animales y en cualquier caso nunca inferior a los 30-35 g al día. Los deportistas pueden aumentar las dosis proteicas en función de la actividad desarrollada, ya que evidentemente una persona sedentaria tendrá menos necesidades proteicas que un levantador de pesas olímpico. Treinta gramos de proteínas corresponden a las dimensiones de una hamburguesa normal y a un correspondiente ponderal de casi 120 gramos diarios.

Un programa de rehidratación adecuado resulta de gran utilidad, puesto que para poder asimilar las proteínas sin sobrecargar las funciones renales es preciso llevar una actividad física intensa que suponga mucha sudoración y un adecuado aporte hidrosalino.

Los pertenecientes al grupo 0 no toleran bien los productos lácteos, el gluten y sus derivados porque, aun siendo evolucionados, su sistema digestivo no ha logrado todavía adaptarse del todo a estos alimentos.

Grupo 0: consejos útiles

1. Consuma preferentemente carnes magras rojas, a ser posible de procedencia biológica.
2. Coma fruta y verdura en abundancia, al menos un tercio cruda.
3. Incorpore al aceite de oliva el aceite de prímula u onagra (*prime rose oil*).
4. Ingiera con moderación pescados, crustáceos y mariscos.
5. Reduzca el consumo de huevos.
6. Evite las carnes de cerdo y sus derivados los embutidos.
7. Evite la leche, los lácteos y los quesos.
8. Evite los productos a base de harina de trigo, maíz y cereales (pan, pasta, polenta).
9. Evite los productos encurtidos.
10. No beba café ni capuchino, opte por el té verde.
11. Practique a diario una actividad física intensa que estimule la sudoración.
12. Consuma hierbas y fitoderivados (véase la lista).
13. Beba por lo menos 2,5 litros de agua con residuo fijo inferior a los 50 mg/l al día y pH no superior a 6.8.

Alimentos que favorecen el aumento de peso

Gluten de trigo. Interfiere en la eficiencia de la insulina que aumenta su concentración y provoca una liberación enorme de radicales libres. También inhibe la secreción de glucagón, encargado de la recuperación de los niveles de glucosa en sangre necesarios para el buen funcionamiento del sistema nervioso central. La inhibición del glucagón induce un aumento de secreción de cortisol (es decir, del sistema de apoyo destinado a actuar en la glucemia), que se produce en exceso y eso ralentiza el metabolismo.

La insulina es una hormona que estimula el almacenamiento de las reservas, pero cuando se produce como consecuencia del exceso de carbohidratos desencadena una acumulación adiposa. Al ingerir demasiados carbohidratos en forma de gluten de trigo, se pone en funcionamiento un mensaje hormonal que provoca la acumulación de tejido adiposo.

Maíz. Interfiere en la eficacia de la insulina y ralentiza el metabolismo con un mecanismo parecido al descrito anteriormente y además los niveles elevados de insulina le provocan al organismo la exigencia de almacenar grasa, impidiéndole emplear la que ya ha acumulado. El exceso de carbohidratos no sólo hace engordar sino que atesora arteramente las grasas impidiendo que el organismo utilice las que ya acumuló.

Judías. Alteran la utilización de las calorías.

Lentejas. Impiden el correcto metabolismo de las calorías.

Col (algunas variedades). Inhibe la función de la tiroides.

Coles de Bruselas. Inhiben la función de la tiroides.

Coliflor. Inhibe la función de la tiroides y las sustancias nutritivas.

Mostaza. Inhibe la función de la tiroides.

Alimentos que favorecen la pérdida de peso

Laminaria (alga marina). Contiene yodo y estimula la producción de hormonas tiroideas.

Pescado y mariscos. Contienen yodo y estimulan la producción de hormonas tiroideas.

Sal gruesa marina. Contiene yodo y estimula la producción de hormonas tiroideas.

Hígado. Es fuente de vitamina B y activa el metabolismo.

Carne roja. Activa el metabolismo.

Berza, espinacas y brécol. Activan el metabolismo.

Incorpore estas recomendaciones al cuadro general de la dieta para el tipo 0.

En cada uno de los apartados de alimentos que aparece a continuación, se especifica cuáles son beneficiosos, indiferentes y desaconsejados.

Carnes y aves

Ingiera por lo menos 30-35 g de proteínas al día; si practica alguna actividad física aumente un 20% la cantidad diaria de proteínas optando por buey, cordero, pavo, pollo (preferiblemente sólo muslo) o los pescados incluidos en la lista de alimentos beneficiosos.

Las personas del grupo 0 digieren y asimilan bien la carne porque su estómago tiende a desarrollar un pH más ácido que el de los otros grupos, lo cual explicaría por qué siendo hipersecretores gástricos con respecto a los demás hemogrupos presentan mayor incidencia estadística de úlcera péptica. Hay que acordarse de equilibrar el aporte de proteínas con suficiente cantidad de agua mínimamente mineralizada, ya que las proteínas son de laboriosa digestión y, además, con verdura y dos o tres piezas de fruta al día, de lo contrario se corre el riesgo de tener jugos gástricos excesivamente ácidos que pueden dañar la mucosa gastroduodenal.

Pescados, crustáceos y marisco

Beneficiosos

Arenque	Lenguado	Pez limón
Caballa	Lubina	Pez sierra
Esturión	Lucio	Sábalo
Farra	Merluza	Salmón
Halibut o lenguado	Perca dorada	Sardinas
del Atlántico	Pescadilla	

Indiferentes

Almejas	Eperlano	Oreja marina
Anchoas	Esturión ládano	Ostras
Anguila	Gambas	Pagel besugo
Atún albacora	Gambas de río	Platija europea
Calamares	Langosta	Ranas
Cangrejo	Lucioperca	Róbalo
Caracoles	Mejillones	Tortuga
Carpa	Mero	Trucha asalmonada
Corvina	Mustela	Trucha de mar
Eglefino	Nécora	

Desaconsejados

Arenque (en salmuera)	Pez gato	Salmón ahumado
Caviar	Pulpo	

Leche y lácteos

Las personas del grupo 0 tienen menor capacidad de sintetizar la enzima lactasa, por lo tanto, deben limitar drásticamente el consumo de leche (bovina y ovina) y lácteos, puesto que su organismo no consigue metabolizarlos bien. El consumo constante o frecuente de leche en esta categoría de personas no proporciona beneficio alguno. La especie humana es la única en la naturaleza que bebe sistemáticamente la leche robada a otra especie tras el destete. Además, tras los primeros meses de vida, cuando ya se ha alejado del seno materno, el hombre perteneciente a los grupos 0 y A especialmente (en menor medida los grupos B y AB que toleran ocasionalmente pequeñas cantidades de leche de oveja y de cabra con contenido menor en proteínas y fósforo) pierde la capacidad de producir la enzima lactasa (que fracciona la lactosa en un disacárido compuesto de glucosa y galactosa producido por las células de la mucosa intestinal).

Indiferentes

Feta (una vez por semana)	Queso de soja no OGM*	*Buena alternativa a los productos caseosos
Leche de soja no OGM*	Queso de cabra (una vez por semana)	OGM = transgénica

Desaconsejados

Brie	Helado	Pastas saladas de queso
Camembert	Jarlsberg	Petit suisse
Cheddar	Kefir	Provolone
Colby	Leche de cabra	Queso fresco magro
Copos de leche magra	Leche desnatada	Quesos de cabra
Edam	Leche entera	Requesón
Emmental	Mozzarella	Suero de leche
Gorgonzola	Munster	Yogur, todos los tipos
Gouda	Neufchâtel	
	Parmesano	

Aceites y grasas

Son especialmente beneficiosos los monoinsaturados como el aceite de oliva y el aceite de semillas de lino porque pueden contribuir a la reducción del exceso de colesterol y a mantener la salud del corazón y las arterias.

Beneficiosos

Aceite de oliva	Aceite de prímula nocturna (*prime rose oil*)	Aceite de semillas de lino

Indiferentes

Aceite de colza	Aceite de hígado de bacalao	Aceite de sésamo

Desaconsejados

Aceite de algodón	Aceite de cártamo
Aceite de cacahuetes	Aceite de maíz

Semillas y frutos secos

Son buena fuente de proteínas para las personas de grupo 0 que necesitan un elevado aporte de L. arginina y ornitina, aminoácidos contenidos en los frutos con cáscara, tipo nueces, avellanas, almendras y semillas oleaginosas como los piñones y otras.

Esos aminoácidos son un precioso engranaje fundamental que permite el funcionamiento de la eficiencia del ciclo metabólico de la urea. La urea y el amoniaco son los productos de desecho que derivan de la introducción en la dieta de carnes rojas y del exceso de proteínas en el que tienen tendencia a caer los del grupo 0. Las semillas y frutos secos pueden contener anhídrido sulfuroso y por ello no deben sustituir carnes y pescados, porque son especialmente ricos en grasas y pobres en L. metionina, L. carnitina y L. taurina.

Beneficiosos

Nueces	Pipas de calabaza

Indiferentes

Almendras	Manteca de sésamo	Piñones
Avellanas	(tahini)	Pipas de girasol
Castañas	Margarina de girasol	Semillas de sésamo
Manteca de	Nuez americana	
almendras	Nuez de macadamia	

Desaconsejados

Anacardos	Nueces del Brasil	Semillas de amapola
Cacahuetes	Pistachos	
Manteca de		
cacahuetes		

Legumbres

A causa de la elevada concentración de ácido fítico que se encuentra en las legumbres, deberíamos dejarlas en remojo en un cuenco con agua durante toda la noche y enjuagarlas antes de cocerlas a la mañana siguiente. Esta saludable precaución permitirá que las legumbres expulsen el ácido fítico que se quedará impregnado en el agua de decantación.

Las personas del grupo 0 no consiguen utilizar bien las proteínas contenidas en las judías, excepto las personas con ascendientes asiáticos cuyo aparato digestivo se ha adaptado mejor a este tipo de alimento. Las judías inhiben el metabolismo de otras sustancias nutritivas como, por ejemplo, las que están contenidas en la carne.

En cualquier caso, judías y legumbres deben consumirse con moderación.

Beneficiosas

Alubias pintas	Judías azuki
Judías aduke	Judías de careta

Indiferentes

Garbanzos	Judías blancas de	Judías negras
Guisantes	Lima	Judías rojas
Guisantes con vaina	Judías enanas	Judías verdes
Habas	Judía jicama	Soja roja

Desaconsejadas

Judías blancas	Lentejas rojas	Tamarindo
Lentejas normales	Lentejas verdes	

Cereales

Como se puede deducir por la respuesta estadística de los exámenes ci-totóxicos llevados a cabo en los glóbulos blancos, los individuos de grupo sanguíneo 0 parecen no tolerar los productos a base de harina de trigo, por lo que sería recomendable –según D'Adamo– eliminarlos drásticamente de la dieta. Esta categoría de alimentos contiene lectinas que reaccionan ya sea con los componentes de la sangre ya sea con el sistema digestivo, e interfieren en la correcta absorción de los demás nutrientes.

En las personas obesas de tipo 0 se puede comprobar la responsabi-lidad del trigo en el origen del aumento ponderal. El gluten contenido en el trigo altera el metabolismo ralentizando y favoreciendo la acumu-lación de adiposidades.

Indiferentes

Amaranto	Farro	Mijo inflado
Arroz inflado	Harina de arroz	Salvado de arroz
Cebada	Kasha	Trigo sarraceno

Desaconsejados

Copos de maíz	Harina de maíz	Salvado de avena
Germen de trigo	Harina de trigo 00	Salvado de trigo
Harina de avena	Harina de trigo común	Sémola de trigo

Pasta y otros cereales

A las personas de grupo 0 no les va bien seguir la clásica dieta mediterránea por lo que deberán usar con cautela los productos que contienen gluten. En estas personas la capacidad enzimática de metabolizar la gliadina −proteína contenida en el gluten− parece ser más reducida con respecto a la de otros hemogrupos. No hay que confundir esta situación con la celiaquía clínicamente manifiesta, pero hay que tomarla en consideración cuando se decida emprender tratamientos desintoxicantes o acelerar procesos de curación, sobre todo si están basados en los principios de la homeopatía. Los desafortunados pertenecientes al grupo 0 tienen prohibido el pan y la pasta, pero pueden consolarse consumiendo más proteínas animales que los otros grupos, por ejemplo los del tipo A1 casi no las soportan.

Como es sabido, la mayor parte de la pasta se fabrica con sémola de trigo, por lo que es necesario seleccionar con atención las variedades disponibles si no se quiere renunciar a consumirla al menos de vez en cuando. La utilización de los productos para celíacos puede amortiguar esta diátesis de los grupo 0, o bien optar por la pasta de trigo sarraceno, de tupinambo o la de harina de arroz que el organismo tolera mucho mejor.

Pero estos alimentos no son esenciales por lo que deben consumirse con mucha moderación.

Indiferentes

Arroz basmati	Harina de centeno	Kasha
Arroz descascarillado	Harina de farro	Pasta de tupinambo
Harina de arroz	Harina de trigo sa-	Quinoa
Harina de cebada	rraceno	

Desaconsejados

Cuscús	Harina glutinada	Pasta fresca de trigo
Harina de cebada	Harina de maiz	tierno
Harina de trigo	Pasta de sémola de	Polenta
Harina de trigo integral	trigo duro	

Hortalizas

Las hortalizas desempeñan una función importante en la dieta de tipo 0.

Beneficiosas

Abelmosco
Acelga
Achicoria
Ajo
Alcachofas
Alga marina o
  lechuga de mar
Berza
Brécol
Calabaza

Cebolla amarilla
Cebolla española
Cebolla roja
Col verde
Chirivía
Colinabo
Diente de león
Escarola
Espinacas
Hierbas aromáticas

Lechuga romana
Nabo
Patata dulce
Perejil
Pimiento rojo
Puerro
Rábano
Tupinambo

Indiferentes

Aceitunas verdes
Apio
Berro de agua
Boniato
Brotes de bambú
Castaña de agua
Calabacín (todas las
  variedades)
Cebolla verde
Cilantro
Comino
Chalote

Daikon (nabo blanco
  japonés)
Endivia
Eneldo
Espárragos
Hinojo
Jalapeños
Jengibre
Lechuga (otras varie-
  dades)
Nabitos
Nabizas

Nabo amarillo
Pepino
Perifollo
Pimiento amarillo
Pimiento verde
Rábanos
Radicchio
Remolacha
Rucola
Tofu
Tomate
Zanahoria

Desaconsejadas

Aceitunas españolas
Aceitunas griegas
Aceitunas negras
Aguacate
Alfalfa
Berenjena

Col blanca
Col china
Coles de Bruselas
Coliflor
Hojas de mostaza
Maíz amarillo

Maíz blanco
Patata blanca
Patata roja
Setas cultivados
Setas shiitake

Frutas

Beneficiosas

Ciruela negra	Ciruela seca	Higos frescos
Ciruela roja	Ciruela verde	Higos secos

Indiferentes

Albaricoque	Guayaba	Papaya
Arándanos	Higo chumbo	Pera
Arándanos rojos	Kiwi	Piña
Bayas de saúco	Kumquat (China)	Plátano
Caquis	Lima	Pomelo
Carambolo	Limón	Sandía
Cerezas	Mango	Uva blanca
Dátiles rojos	Manzana	Uva concordia
Frambuesas	Melocotón	Uva espina
Granada	Melón	Uva negra
Grosella negra	Melón de invierno	Uva pasa
Grosella roja	Nectarina	

Desaconsejadas

Aguacate	Melón amarillo	Plátano
Coco	Melón dulce	Ruibarbo
Fresas	Moras	
Mandarina	Naranja	

Zumos y bebidas

Para las personas del grupo 0 los zumos de verdura, más alcalinos, son preferibles a los de fruta, que son demasiado ácidos.

Beneficiosos

Zumo de cerezas negras	Zumo de ciruela
	Zumo de piña

Indiferentes

Zumo de albaricoque
Zumo de apio
Zumo de arándanos rojos
Zumo de papaya

Zumo de pomelo
Zumo de sandía
Zumo de tomate (con limón)
Zumo de uva

Zumo de verduras (hortalizas permitidas)
Zumo de zanahoria

Desaconsejados

Sidra
Zumo de col

Zumo de manzana
Zumo de naranja

Especias y edulcorantes

Eligiendo las especias adecuadas es posible aumentar la eficiencia del sistema digestivo e inmunitario.

Beneficiosos

Algarroba
Cúrcuma
Curry
Laminaria

Melaza
Perejil
Pimienta de Cayena
Sirope de arroz

Sirope de arroz integral

Indiferentes

Agar-agar (extracto de algas)
Ajo
Ajedrea
Albahaca
Anís
Azafrán
Azúcar blanquilla
Azúcar de caña
Azúcar dietético
Bergamota
Cardamomo

Cebolleta
Cilantro
Clavo
Comino
Crémor
Chocolate
Eneldo
Estragón
Fécula
Gelatina magra
Guindilla
Laurel

Malta de cebada
Mejorana
Menta
Menta piperita
Menta verde
Miel
Miso
Ñora
Panela
Páprika
Pimienta negra en grano

Rábano
Romero
Sal
Salsa de soja

Salvia
Sirope de arce
Tamari
Tamarindo

Tapioca
Tomillo

Desaconsejados

Alcaparra
Almidón de maíz
Canela
Manzana asperiega
Nuez moscada

Pimienta blanca
Pimienta negra moli-
  da
Vainilla
Vinagre balsámico

Vinagre de manzana
Vinagre de vino
  (blanco y tinto)

Infusiones

Los consejos acerca de las infusiones se basan en la existencia de factores que pueden perjudicar a las personas de grupo sanguíneo 0.

Beneficiosas

Álsine
Diente de león
Escaramujo
Fenogreco
Jengibre

Lúpulo
Menta piperita
Morera
Olmo
Perejil

Pimienta de Cayena
Tila
Zarzaparrilla

Indiferentes

Abedul
Aquilea
Camomila
Corteza de roble
  blanco
Dong quai
Escutelaria

Espino blanco
Ginseng
Hierba gatera
Hoja de frambuesa
Marrubio
Menta verde
Raíz de regaliz

Salvia
Saúco
Té verde
Tomillo
Valeriana
Verbasco
Verbena

Desaconsejadas

Acedera	Bolsa de pastor	*Idrastis candensis*
Alfalfa	Equinácea	Hierba de San Juan
Aloe	Fárfara	Ruibarbo
Barbas de maíz	Genciana	Sen
Bardana	Hoja de fresa	Trébol rojo

Bebidas varias

Son pocas las bebidas que la persona de grupo 0 puede ingerir libremente.

Beneficiosas

Agua con residuo fijo inferior a 50 mg/l y pH $\geq$ a 6.8	Té de jengibre Té de perejil

Indiferentes

Cerveza	Vino blanco
Té verde	Vino tinto

Nota: los derivados alcohólicos fermentados de las gramináceas (tipo whisky, Bourbon, etc.) pueden traerles problemas a estas personas, mientras que los derivados alcohólicos como el vino, la ginebra, el vodka o el ron en cantidades moderadas los toleran bien, salvo que esté desaconsejado por un médico.

Desaconsejadas

Bebidas a base de cola	Bebidas gaseosas	Licores
Bebidas dietéticas	Café	Té negro
	Café descafeinado	Té negro sin teína

Fucus vesicoso (*Fucus vesiculosus*). Contiene elementos muy útiles para las personas de tipo 0 como el yodo y abundante cantidad de fucosa, un azúcar que ayuda a proteger la mucosa gástrica del ataque del *Heliobacter pyroli*, un germen responsable de inflamaciones y ulceraciones del estómago. La fucosa «captura» el germen como si fuera una cinta adhesiva que absorbe motas de polvo; de hecho, se adhiere a las estructuras que el *Heliobacter pyroli* utiliza para anclarse a la mucosa gástrica dejándolas fuera de juego.

Al ser tan rico en yodo, el fucus puede ayudar a regular el peso corporal en la personas del grupo 0 que padece insuficiencia tiroidea (atención: el fuco tiene un efecto adelgazante sólo en personas del grupo 0).

Consejos

1. El baño turco y las largas duchas calientes compensan la acidez del el organismo y eso es beneficioso para el grupo 0.
2. Los que pertenezcan a este grupo pueden compararse con los motores diesel ya que, especialmente por la mañana, necesitan un precalentamiento porque son un poco perezosos también en su metabolismo; de hecho, su notoria secreción gástrica de la mañana es más bien lenta, mientras que el mejor momento para la asimilación es la tarde-noche.

Superalimentación para el grupo A

(Las indicaciones nutricionales contenidas en este programa
se completan con el Nutri-Hemotest@)

La dieta para el tipo A

*La cantidad de alimento más adecuada para la salud es
aquella que después de tomada el cuerpo desarrolla
su quehacer con la misma agilidad que si fuera ayuno.*
Santorio De Santori

Las personas de tipo A se sienten mejor siguiendo una dieta vegetaria-
na, algo que heredaron de sus antepasados al convertirse en sedenta-
rios, campesinos y poco agresivos.

Las personas del subgrupo A_1 digieren mal la mayoría de los productos lacto-caseosos puesto que sintetizan anticuerpos con el azúcar
de la leche entera, llamada D-galactosamina. Este azúcar esencial, junto
con la fucosa, constituye el grupo sanguíneo B. El hemogrupo A rechaza los antígenos tipo B creando anticuerpos contra los antígenos B de la
misma forma que rechaza los productos caseosos de leche entera.

Las personas del grupo A necesitan muy pocas grasas en su dieta, el
gluten tiende a aumentar la secreción mucosa en las personas A_1 que
tienen un pH alcalino, a diferencia de la acidez que tienen los del grupo O. Hierbas como el jengibre y el olmo resbaladizo incrementan la secreción ácida carente en los grupos A_1.

También se derivan ciertos beneficios del uso del lactato cálcico en estas personas, que tendrán que tener especial cautela en la ingesta de ni-
tratos provenientes de carnes y aguas con riesgo cancerígeno potencial. De hecho, su sistema digestivo es incapaz de desactivar esas
toxinas con una secreción apropiada de jugos gástricos y, en concreto,
del factor gástrico intrínseco que es indispensable para fijar la vitamina
B12. Las personas del grupo A tienen carencias de esta vitamina.

En los grupos A_1 las dosis elevadas de vitamina C no parecen ser de gran provecho y parece que esta se asimila mejor si se fracciona el consumo diario en varias ingestas (lo ideal es cada 6 horas, máximo 8 horas). El espino blanco es un excelente tónico vascular protector para este subgrupo.

Para los que ya siguen las costumbres de la dieta mediterránea, adoptar las reglas de la dieta de tipo A no debería suponerles grandes esfuerzos, mientras que las personas acostumbradas a la cocina anglosajona podrían tener dificultades para cambiar sus propias costumbres alimenticias.

Alimentos que favorecen el aumento de peso

Carne. Se digiere mal y favorece la acumulación de grasas y toxinas.

Leche y lácteos. Ralentizan el metabolismo de las demás sustancias nutritivas.

Judías. Interfieren con las enzimas digestivas y ralentizan el metabolismo.

Trigo (en exceso). Inhibe la actividad de la insulina favoreciendo condiciones de insulinorresistencia y obstaculiza la utilización de las calorías.

Grupo A: consejos útiles

El grupo A_1 tolera mucho menos las proteínas que el grupo A_2.

1. Seguir una dieta a base de verduras, legumbres y cereales compatibles.
2. Consumir fruta en abundancia, al menos un tercio cruda.
3. Priorizar el consumo de semillas y frutos secos.
4. Consumir en pequeñas cantidades los productos a base de harina de trigo.
5. Reducir el consumo de pescado.
6. Evitar, o por lo menos mermar, el consumo de carne de cerdo y sus derivados, como los embutidos.
7. Evitar, o por lo menos reducir, el consumo de leche, lácteos y quesos.
8. Evitar los precocinados y las carnes en conserva o ahumadas.
9. Practicar regularmente una actividad física relajante.
10. Consumir hierbas y fitoderivados (véase la lista).

Alimentos que favorecen la pérdida de peso

Estas personas adelgazan si consiguen eliminar de su dieta el gluten (lectinas del gluten), los productos lacto-caseosos (lactosa) y las judías y legumbres (lectinas).

A veces los grupos A pueden tolerar semillas germinadas, ya que en ese proceso las lectinas del gluten se desactivan en el proceso mismo de germinación.

Las judías hacen que el tejido muscular esté menos acidificado y ese es un proceso que no les favorece a los del grupo A.

Necesitan vitamina K, que se encuentra en el brécol, la lechuga, la col rizada y los vegetales de hoja verde en general.

Algunos vegetales que contienen salicilatos y algunas cucurbitáceas pueden suponer un problema.

Entre las personas de este grupo existe cierta tendencia a tener bajos niveles de eficiencia tiroidea y escasa capacidad coagulativa.

La col, la col de Bruselas, la coliflor y la mostaza verde pueden inhibir la función tiroidea.

Mientras más estresado sea el tipo de vida que lleven, más proteínas necesitarán en su dieta.

Aceites vegetales. Hacen que la digestión sea más eficiente y previenen la retención de líquidos.

Alimentos a base de soja. Hacen que la digestión sea más eficiente y se metabolizan rápidamente.

Hortalizas. Ayudan a que el metabolismo sea más eficiente y aumentan la motilidad intestinal.

Piña. Contiene bromelina (sobre todo en el núcleo de la fruta), que es una importante enzima desintoxicante que aumenta la utilización de las calorías y la motilidad intestinal.

Incorpore estas recomendaciones al cuadro general de la dieta para el tipo A.

Carnes y aves

Para obtener los mayores beneficios, las personas del grupo A_1 deben eliminar por completo todos los tipos de carne de la dieta, mientras que las personas del grupo A_2 tienen mayor tolerancia a las proteínas, por lo que no deben faltar en su dieta.

El grupo A₁ podría, por ejemplo, aumentar progresivamente el consumo de pescado y eliminar del todo la carne de buey a favor de otras carnes más magras como el pollo o el pavo, que se pueden cocinar al horno o a la parrilla.

Es bueno eliminar los embutidos como el jamón, el salame, la mortadela, la salchicha, etc. Esos alimentos son ricos en nitritos que participan en la síntesis de unas sustancias muy peligrosas llamadas nitrosaminas, que constituyen un factor de riesgo añadido para el desarrollo de tumores en el sistema digestivo sobre todo en las personas que tienen jugos gástricos poco ácidos, como les ocurre a los del grupo A.

Indiferentes

Pavo (muslo)   Pollo (muslo)

Desaconsejadas

Buey	Corazón	Oca
Carnero	Cordero	Pato
Cerdo	Embutidos	Perdiz
Ciervo	Faisán	Ternera
Codorniz	Gamo	
Conejo	Hígado	

Pescados, crustáceos y marisco

Las personas de tipo A₁ pueden comer pescado en cantidades moderadas, tres o cuatro veces por semana, pero deben evitar sobre todo peces como la platija europea y el lenguado, porque contienen lectinas que pueden irritar el sistema digestivo; no ocurre lo mismo para los del grupo A₂, que necesitan un aporte constante aunque moderado de proteínas.

Según D'Adamo, en la eventualidad de tener experiencia en cáncer de mama, resultaría útil introducir un componente del programa alimenticio individual denominado *Helix pomatia*, que contiene una potente lectina que se adheriría a las células neoplásticas, responsables de las formas más comunes de tumor en la mama, aglutinándolas.

Ese es un caso en el que el poder aglutinante de las lectinas, lejos de perjudicar, comporta notables ventajas.

Convendría cocinar los pescados preferiblemente al horno, a la plancha o al vapor; sólo de esta forma podrán manifestar mejor su valor nutritivo.

Beneficiosos

Caballa	Lucio	Sardinas
Caracoles	Merluza	Trucha asalmonada
Carpa	Mero	Trucha de mar
Corvina	Perca	
Farra	Salmón	

Indiferentes

Atún albacora	Lucio	Pajel
Eperlano	Mustela	Pez limón
Esturión	Oreja marina	Pez espada

Desaconsejados

Almejas	Gambas	Pez sierra
Anchoas	Gambas de río	Platija del Atlántico
Anguila	Halibut o lenguado	Pulpo
Arenque (en	del Atlántico	Rana
salmuera)	Langosta	Sábalo
Arenque (fresco)	Lenguado	Salmón ahumado
Calamares	Lubina	Tortuga
Cangrejo	Mejillones	Vieiras
Caviar	Ostras	
Eglefino	Pescadilla	
Esturión ládano	Pez gato	

Leche, lácteos y huevos

Las personas de tipo A_2 sólo podrán tolerar pequeñas cantidades de quesos fermentados ocasionalmente, pero deberían evitar los productos caseosos a base de leche entera y limitar el consumo de huevos, mientras que los del tipo A_1 podrían reaccionar adversamente ante estos alimentos.

No obstante, para todos aquellos que adoran los productos lácteos no será tan trágico puesto que no deben abandonarlos completamente y podrán consumirlos siempre y cuando sean productos más magros como el yogur, el kéfir y algunos quesos curados. La leche de cabra puede constituir una buena alternativa a la leche entera de vaca.

Sin embargo, sería mejor consumir principalmente leche y queso de soja no transgénica.

Las personas de tipo A_1 y A_2 digieren mal la mayoría de los productos caseosos. La razón es muy simple: su sistema inmunitario fabrica anticuerpos dirigidos contra uno de los componentes principales de la leche entera, la D-galactosamina. Este azúcar, interactuando con la fucosa, da origen al antígeno B. Dado que el sistema inmunitario de tipo A está preparado para reaccionar ante cualquier extraño que tenga una estructura similar a la del antígeno B, es evidente que la leche y sus derivados no serán bienvenidos.

Los que padecen asma alérgica o bronquitis crónica deberían prestar especial atención a estos alimentos, que son altamente mucinógenos y aumentarían significativamente la producción de moco en el aparato respiratorio. Las mucosas respiratorias de las personas A producen, de entrada, más moco del que producen las personas de otros hemogrupos. A modo de prevención, las personas que padecen síndrome gripal, faringitis, otitis, traqueitis o bronquitis deberían evitar el uso frecuente de estos alimentos en periodos epidémicos y en las estaciones más críticas.

Por otra parte, las cantidades excesivas de moco pueden obstruir las vías respiratorias favoreciendo así la proliferación de gérmenes y obstaculizando el flujo de aire durante la respiración. He aquí otra buena razón para reducir al máximo el consumo general de leche y quesos.

Beneficiosos

Queso de soja *
Leche de soja*

* Buenas alternativas a la leche y los lácteos

Indiferentes

Copos de leche descremada	Leche de cabra	Requesón magro
Feta	Mozzarella magra	Yogur de fruta
Helado de yogur	Pastas saladas de queso	Yogur magro
Kéfir	Queso de cabra	

Desaconsejados

Brie	Gouda	Quesitos
Caseína	Helado	Queso fresco magro
Edam	Jarlsberg	Quesos de cabra
Emmental	Leche descremada	Parmesano
Camembert	Leche entera	Petit suisse
Cheddar	Mantequilla	Provolone
Colby	Munster	
Gorgonzola	Neufchâtel	

Aceites y grasas

La persona de tipo A no necesita un gran aporte de grasas; al contrario, debe limitarlo.

Sin embargo, una cucharada de aceite de oliva al día en la ensalada o la verdura cocida ayuda a que el estómago y el intestino funcionen mejor, pero no basta para proporcionar el aporte regular de ácidos grasos. Una correcta combinación de ácidos grasos omega-3 (EPA) y omega-6 (GLA) son aditivos muy potentes para la salud, pero si se utilizan erróneamente tienen el poder de incrementar las enfermedades y el envejecimiento. La disponibilidad casi total de estos integradores en las herboristerías y farmacias induce al abuso y al error. Para las personas de tipo A resultaría beneficioso consumir 3-400 mg de EPA purificado y separado sin solventes (como el hexano, por ejemplo) para eliminar del todo los contaminantes.

El aceite de oliva, al ser rico en ácidos grasos monoinsaturados, ayuda a reducir el colesterol y a proteger la salud del corazón y las arterias, pero es más adecuado para las personas de grupo 0, según B. Foster.

Las lectinas contenidas en el aceite de maíz y de cartamo pueden provocar algunos problemas digestivos.

Beneficiosos

Aceite de lino   Aceite de oliva

Indiferentes

Aceite de borraja   Aceite de hígado de
Aceite de colza   bacalao

Desaconsejados

Aceite de algodón   Aceite de cartamo   Aceite de sésamo
Aceite de cacahuetes   Aceite de maíz

Legumbres

Las personas de tipo A_1 gozan de buena salud si comen las proteínas vegetales que hay en las legumbres.

Pero no todas las legumbres tienen el mismo efecto. Según D'Adamo, las judías blancas, las de Lima, los garbanzos y las lentejas, por ejemplo, contienen una lectina que puede reducir la producción de insulina y favorecer la aparición de diabetes en personas predispuestas.

Beneficiosas

Alubias pinto   Judías de careta   Lentejas rojas
Alubias verdes   Soja roja   Lentejas verdes
Judías aduke   Judías negras
Judías azuki   Lentejas comunes

Indiferentes

Guisantes   Judías enanas   Judías
Habas   Judías jícama   Vainas de guisantes

Desaconsejadas

Garbanzos   Judías de Lima   Tamarindo
Judías blancas   Judías rojas

Cereales

Las personas de tipo A se adaptan bien a la dieta a base de cereales, alimentos que pueden consumir una o más veces al día.

Eso sí, hay que intentar comer los más naturales; los cereales que han pasado por procesos de refinación o que están precocinados no son recomendables.

Las personas de tipo A que comen alimentos a base de trigo deben prestar atención al equilibrio ácido/base en el tejido muscular, equilibrando la acidez producida por el gluten de trigo con la ingesta de alimentos alcalinos como, por ejemplo, algunas frutas. En realidad, sus músculos funcionan mejor cuando se encuentran en condiciones de alcalinidad: exactamente lo contrario que lo que les sucede a los del tipo 0.

Beneficiosos

Amaranto	Trigo sarraceno
Kasha	

Indiferentes

Arroz inflado	Harina de arroz	Salvado de avena
Cebada	Harina de avena	Mijo inflado
Copos de maíz	Harina de maíz	
Farro	Salvado de arroz	

Desaconsejados

Harina de trigo 00	Germen de trigo	Muesli
Harina de trigo común	Salvado de trigo	
	Sémola de trigo	

Hortalizas

Las hortalizas son de vital importancia porque proporcionan minerales, enzimas y antioxidantes.

Ahora bien, es preciso intentar comerlas crudas o cocerlas de forma que pierdan la menor cantidad de sustancias nutritivas, es decir, al vapor o en el microondas.

Las personas de tipo A pueden comer la mayoría de las hortalizas.

Beneficiosas

Abelmosco
Acelga
Achicoria
Ajo
Alcachofa
Alfalfa
Berza
Brécol
Calabaza

Cebolla amarilla
Cebolla española
Cebolla roja
Chirivía
Col
Colinabo
Diente de león
Escarola
Espinaca

Hierbas aromáticas
Lechuga romana
Nabo
Perejil
Puerro
Rábano
Tofu
Tupinambo
Zanahoria

Indiferentes

Aceitunas verdes
Aguacate
Alga marina o
  lechuga de mar
Apio
Berro de agua
Brotes de bambú
Calabacín
Castaña de agua
Cebolla verde
Chalote

Cilantro
Coles de Bruselas
Coliflor
Comino
Espárrago
Endivia
Daikon (nabo blan-
  co)
Hinojo
Hojas de mostaza
Lechuga (todas)

Maíz amarillo
Maíz blanco
Nabitos
Nabizas
Nabo amarillo
Pepino
Perifollo
Rábanos
Radicchio
Remolacha
Rucola

Desaconsejadas

Aceitunas españolas
Aceitunas griegas
Aceitunas negras
Berenjena
Col blanca
Col china

Col roja
Jalapeños
Patata blanca
Patata dulce
Patata roja
Pimiento amarillo

Pimiento rojo
Pimiento verde
Setas cultivados
Setas shiitake
Tomate

Fruta

Las personas de tipo A deben comer fruta por lo menos tres veces al día. La elección es amplia, pero es preferible optar por la más alcalina, como algunos frutos del bosque y las ciruelas, que ayudan a equilibrar el efecto de los cereales que, como es sabido, tienden a acidificar los músculos. Los melones también son alcalinos, pero su consumo debe ser esporádico, ya que contiene gran cantidad de hongos microscópicos (moho) y pueden resultar demasiado «pesados» de digerir, sobre todo el cantaloup.

Las frutas tropicales como el mango y la papaya no se toleran bien, aunque contienen una enzima digestiva beneficiosa para los otros hemogrupos. La piña, en cambio, es un excelente digestivo.

Entre las frutas prohibidas no hay que olvidar las naranjas, a las que deberá renunciar totalmente si pertenece a este grupo sanguíneo aunque le gusten mucho.

Como la vitamina C es un potente antioxidante y como tal ayuda a prevenir el desarrollo de tumores, es importante que las personas de este grupo coman otras frutas que la contengan como el pomelo o el kiwi, ya que tienen que renunciar a las naranjas.

La lectina contenida en el plátano tampoco es muy bien recibida en el aparato digestivo de los de tipo A. Ya que se trata de una fruta rica en potasio, es bueno entonces aumentar el consumo de albaricoques, higos y alguna variedad de melón que contienen generosas cantidades de este mineral.

Beneficiosas

Albaricoque	Ciruela roja	Limón
Arándanos	Ciruelas secas	Moras
Arándanos rojos	Ciruela verde	Piña
Cereza	Higos frescos	Pomelo
Ciruela negra	Higos secos	Uva pasa

Indiferentes

Aguacate	Fresa	Higo chumbo
Bayas de saúco	Granada	Kiwi
Caqui	Grosella negra	Kumquat (China)
Carambolo	Grosella roja	Lima
Dátil	Guayaba	Manzana

Indiferentes

Melocotón	Pera	Uva espina
Melón de invierno	Sandía	Uva negra
Melón amarillo	Uva blanca	Uva roja
Nectarina	Uva concordia	

Desaconsejadas

Coco	Melón dulce	Plátano
Mandarina	Naranja (las de Sevilla sí)	Ruibarbo
Mango		
Melón Cantaloup	Papaya	

Zumos y bebidas

Las personas de tipo A deben empezar la jornada bebiendo un vaso de agua caliente aromatizada con el zumo de un limón y medio. Esto ayudará a eliminar el moco que se ha acumulado durante la noche en el aparato digestivo.

Los zumos de fruta alcalinos, como el de cerezas negras diluido en agua mineral, deberían priorizarse en detrimento de los zumos muy azucarados que suponen una mayor producción de ácido.

Beneficiosos

Agua (y limón)	Zumo de cerezas negras	Zumo de piña
Zumo de albaricoque		Zumo de pomelo
Zumo de apio	Zumo de ciruela	Zumo de zanahoria

Indiferentes

Sidra	Zumo de manzana	Zumo de verdura (de las hortalizas permitidas)
Zumo de arándanos rojos	Zumo de pepino	
Zumo de col	Zumo de uva	

Desaconsejados

Zumo de naranja	Zumo de papaya	Zumo de tomate

Especias y edulcorantes

Beneficiosos

Ajo
Jengibre
Malta de cebada

Melaza
Miso
Salsa de soja

Tamari

Indiferentes

Agar-agar (extracto
  de algas)
Ajedrea
Albahaca
Alga laminaria
Algarroba
Almidón de maíz
Anís
Azafrán
Azúcar blanquilla
Azúcar de caña
Bergamota
Canela
Cardamomo
Cebolleta
Cilantro
Clavo
Comino

Crémor
Cúrcuma
Curry
Chocolate
Eneldo
Estragón
Extracto de almendra
Fécula
Guindilla
Laurel
Mejorana
Menta
Menta piperita
Menta verde
Miel
Mostaza (en polvo)
Nuez moscada
Orégano

Páprika
Perejil
Perifollo
Rábano
Romero
Sal
Salvia
Sirope de arce
Sirope de arroz
Sirope de arroz
  (integral)
Sirope de maíz
Tamarindo
Tapioca
Tomillo
Vainilla

Desaconsejados

Alcaparras
Gelatina magra
Ñora
Pimienta blanca
Pimienta de Cayena

Pimienta negra (en
  grano)
Pimienta negra
  molida
Vinagre balsámico

Vinagre de miel
Vinagre de vino
Vinagre de vino tinto

Infusiones

Las personas de tipo A_1 tienen necesidades diametralmente opuestas a las de tipo 0, mientras que las de tipo A_2 se alejan menos de ese perfil metabólico. En realidad, el sistema inmunitario de los A_1 necesita de estímulos, y el de los A_2 debe ser aplacado.

Y para contrastar los efectos del estrés no hay nada mejor que la ingestión de las sustancias calmantes contenidas en la camomila y en la raíz de valeriana.

Beneficiosas

Alfalfa	Equinácea	Jengibre
Aloe	Espino blanco	Olmo
Bardana	Fenogreco	Rosa canina
Camomila	Ginseng	Té verde
Cardo mariano	Hierba de San Juan	Valeriana

Indiferentes

Abedul	Genciana	Raíz de regaliz
Álsine	Hidrastis	Salvia
Aquilea	Hoja de frambuesa	Saúco
Bolsa de pastor	Hoja de fresa	Sen
Corteza de roble blanco	Lúpulo	Tila
Diente de león	Marrubio	Tomillo
Dong quai	Menta piperita	Verbasco
Escutelaria	Menta verde	Verbena
Fárfara	Morera	Zarzaparrilla
	Perejil	

Desaconsejadas

Acedera	Hierba gatera	Ruibarbo
Barba de maíz	Pimienta de Cayena	Trébol pratense

Bebidas varias

Un vaso de vino tinto al día resulta una buena ayuda para el corazón. El café también va bien, pero por otras razones: estimula la producción de ácido por parte del estómago y, además, posee enzimas idénticas a las que se encuentran en la soja.

Beneficiosas

Café descafeinado	Té verde
Café normal	Vino tinto

Indiferentes
Vino blanco

Desaconsejadas

Agua de seltz	Bebidas dietéticas	Té negro normal
Agua de soda	Cerveza	Té negro sin teína
Bebidas con cola	Licores	

Superalimentación para el grupo B

(Las indicaciones nutricionales contenidas en este programa se completan con el Nutri-Hemotest@)

La dieta para el tipo B

Decía Solón que la comida era,
igual que otros fármacos,
una medicina contra la enfermedad del hambre.
Michel de Montaigne

Tanto el tipo 0 como el tipo A presentan características opuestas el uno del otro. El tipo B, en cambio, posee unas características únicas y a veces camaleónicas, resultado de un perfeccionamiento filogenético que se ha desarrollado a lo largo de la trayectoria evolutiva con el fin de acercar pueblos y culturas.

La persona de tipo B tiene a menudo un físico resistente a muchas enfermedades características de las sociedades avanzadas tecnológica y económicamente, como las patologías degenerativas de tipo oxidante que implican trastornos cardiovasculares y tumores.

Aunque los individuos del grupo B no puedan evitar estas patologías, sí logran combatir mejor otras, afirma D'Adamo, pero en cambio parecen más vulnerables frente a trastornos no muy comunes que afectan al sistema inmunitario, como la esclerosis múltiple, el lupus y el síndrome de la fatiga crónica.

La dieta recomendada para la persona de tipo B es muy equilibrada e incluye una gran variedad de alimentos. De hecho, incluye «lo mejor del reino vegetal y animal».

La pérdida de peso

Para evitar engordar, las personas de tipo B tienen que abstenerse de comer maíz, trigo sarraceno, lentejas, cacahuetes y semillas de sésamo, alimentos que pueden influir negativamente en el metabolismo provocando trastornos como el cansancio, la retención de líquidos y un descenso del nivel de azúcar en la sangre (hipoglucemia).

Eliminando los alimentos que provocan el descenso de la glucemia, que se pueden identificar con el Nutri-Hemotest@ (el test citotóxico de las intolerancias alimenticias basado en los grupos sanguíneos), el trastorno se resuelve de forma simple y natural. Si se come a menudo, en cambio, se corre el riesgo de crear una gran confusión en las señales de hambre y saciedad, lo cual daría sensación de hambre a cualquier hora del día.

Igual que las personas del grupo 0, las del grupo B no toleran la lectina contenida en el gluten de trigo, sobre todo cuando se ingiere junto a otros alimentos desaconsejados como las lentejas, el maíz y el trigo sarraceno. A diferencia de los individuos del grupo 0, los del grupo B no poseen ninguna barrera fisiológica que les impida perder peso: su tiroides funciona como es debido y en general no presentan problemas digestivos.

Grupo B: consejos útiles

1. Seguir una dieta omnívora equilibrada y variada.
2. Consumir abundantes hortalizas, sobre todo las de hoja verde y la fruta.
3. Consumir, cada 3 o 4 días, leche y lácteos.
4. Optar por las carnes magras.
5. Consumir pescado, pero evitar el marisco.
6. Limitar el consumo de productos a base de harina de trigo, maíz y cereales (pan, pasta, polenta).
7. Evitar o por lo menos reducir el consumo de carne de cerdo y derivados como los embutidos.
8. Consumir semillas y frutos secos en pequeñas cantidades.
9. Practicar regularmente una actividad física moderada.
10. Consumir hierbas y fitoderivados (véase la lista).

Alimentos que favorecen el aumento de peso

Maíz. Interfiere en la eficiencia de la insulina, obstaculiza el metabolismo y provoca hipoglucemia.

Lentejas. Inhiben la utilización de las sustancias nutritivas, obstaculizan el metabolismo y provocan hipoglucemia.

Cacahuetes. Obstaculizan el metabolismo, provocan hipoglucemia e inhiben la función del hígado.

Semillas de sésamo. Obstaculizan el metabolismo y provocan hipoglucemia.

Trigo sarraceno. Inhibe la digestión, obstaculiza el metabolismo y provoca hipoglucemia.

Trigo. Ralentiza los procesos digestivos y metabólicos, favorece la acumulación de grasa y no la producción de energía e inhibe la actividad de la insulina.

Alimentos que favorecen la pérdida de peso

Hortalizas verdes. Activan el metabolismo.
Carne. Activa el metabolismo.
Huevos y lácteos. Activan el metabolismo.
Hígado. Activa el metabolismo.
Infusión de regaliz*. Combate la hipoglucemia.

*Es mejor no consumir regaliz sin haber consultado al médico. La infusión, en cambio, no crea problemas.

Carnes y aves

Parece ser que hay una relación directa entre el estrés, las enfermedades autoinmunes y la carne bovina, por lo menos en las personas de tipo B.

Si se siente fatigado o su sistema inmunitario no funciona como es debido opte por las carnes de carnero, cordero o conejo.

El pollo no está muy recomendado porque contiene lectinas dañinas para el tipo B. Pero si no quiere renunciar a este tipo de carne sustitúyala por otra, por ejemplo, pavo o faisán (a poder ser muslo en lugar de pechuga). Aunque son muy similares al pollo, estas carnes no contienen lectinas incompatibles con su grupo sanguíneo.

Beneficiosas

Carnero	Conejo	Cordero

Indiferentes

Buey	Faisán	Hígado

Desaconsejadas

Cerdo	Oca	Pollo
Codorniz	Pato	Vísceras
Embutidos en general	Perdiz	

Pescados, crustáceos y marisco

El pescado es un buen alimento para las personas pertenecientes a este grupo, sobre todo el que habita en las aguas frías o profundas de los océanos, como la merluza y el salmón, especialmente rico en aceites muy beneficiosos.

Pescados como la platija europea, el halibut y el lenguado garantizan un buen aporte de proteínas de alto valor nutritivo. En cambio, los cangrejos, la langosta, los camarones y el marisco están desaconsejados porque contienen lectinas dañinas. Los primeros hombres con grupo sanguíneo B eran principalmente hebreos y su religión presumiblemente les prohibía el consumo de estos alimentos. Esas prohibiciones a menudo vienen motivadas por razones de tipo higiénico; es muy posible que los crustáceos y frutos de mar estuvieran vedados por ser poco digeribles.

Beneficiosos

Caballa	Lenguado	Pescadilla
Caviar	Lucio	Platija europea
Eglefino	Merluza	Sábalo
Esturión	Mero	Salmón
Halibut o lenguado del Atlántico	Pajel - besugo	Sardina
	Perca	Trucha de mar

Indiferentes

Arenque	Corvina	Pez espada
(en salmuera)	Eperlano	Pez gato
Arenque (fresco)	Farra	Trucha arco iris
Atún albacora	Mustela	Trucha asalmonada
Calamar	Oreja marina	Vieiras
Carpa	Perca dorada	

Desaconsejados

Almejas	Gambas	Pez limón
Anchoas	Gambas de río	Pulpo
Anguila	Langosta	Rana
Cangrejos	Lubina	Salmón ahumado
Caracoles	Mejillones	Tortuga
Esturión ládano	Perca-lubina	

Leche, lácteos y huevos

El tipo B es el único grupo sanguíneo que puede tolerar los productos caseosos. La razón es muy sencilla: el antígeno de tipo B está formado por fucosa y D-galactosamina, que contiene el mismo tipo de azúcar que se encuentra en la leche. Pero esto no significa que todas las personas de tipo B puedan comer libremente lácteos y quesos. En realidad, existen algunas idiosincrasias que cabe tener en cuenta una vez ejecutado el Nutri-Hemotest@.

Las intolerancias alimenticias no deben confundirse con las alergias, que son reacciones inmunitarias que se desencadenan cuando el organismo entra en contacto con alimentos a los que es hipersensible, mientras que las intolerancias alimenticias no implican al sistema inmunitario, sino al aparato digestivo.

Beneficiosos

Copos de leche	Leche desnatada	Yogur de fruta
Feta	Mozzarella	
Helado de yogur	Queso de cabra	
Kéfir	Queso fresco magro	
Leche de cabra	Requesón	
desnatada	Yogur	

Indiferentes

Brie
Camembert
Colby
Cheddar
Edam
Emmental
Gouda

Jarlsberg
Leche de soja
Leche entera
Mantequilla
Munster
Neufchâtel
Parmesano

Petite suisse
Provolone
Quesitos
Queso de soja
Quesos de cabra
Suero de leche

Desaconsejados

Gorgonzola
Helado

Pastas saladas de
 queso

Aceites y grasas

Ingiera por lo menos una cucharada de aceite de oliva en días alternos para asegurarse el funcionamiento normal del intestino. Evite el aceite de sésamo, de semillas de girasol y de maíz porque contienen lectinas poco toleradas por el aparato digestivo de su grupo.

Beneficiosos
Aceite de oliva

Indiferentes

Aceite de hígado de
 bacalao

Aceite de lino

Desaconsejados

Aceite de algodón
Aceite de cacahuetes
Aceite de cártamo

Aceite de colza
Aceite de girasol
Aceite de maíz

Aceite de sésamo

Semillas y frutos secos

Las semillas y los frutos secos no son alimentos especialmente indicados para las personas pertenecientes a este grupo. De hecho, los cacahuetes y las semillas de sésamo y de girasol contienen lectinas que interfieren en la producción de insulina. Es necesario evitar los frutos secos pelados.

Indiferentes

Almendras	Manteca de almen-	Nuez de Brasil
Castañas	dras	Nuez de macadamia
Lichis chinos (tama-	Nueces	
rindos)	Nueces americanas	

Desaconsejados

Anacardos	Manteca de girasol	Semillas de calabaza
Avellanas	Manteca de sésamo	Semillas de girasol
Cacahuetes	Piñones	Semillas de sésamo
Manteca de caca-	Pistachos	
huetes	Semillas de amapola	

Cereales

Cuando las personas de grupo B siguen una dieta equilibrada, los cereales se toleran bien. El único que puede dar problemas es el trigo porque contiene una lectina que se adhiere a los receptores de insulina de las células adiposas e impide que las hormonas desempeñen su función. Por consiguiente, se hará más dificultoso utilizar las grasas como combustible.

Otro cereal que hay que evitar es el centeno, porque contiene una lectina que perturba la circulación y puede provocar graves trastornos, como, por ejemplo, el ictus. El maíz y el trigo sarraceno, en cambio, ralentizan el metabolismo, reducen la eficiencia de la insulina, promueven la retención de líquidos y reducen la resistencia a los esfuerzos. Por lo tanto, es mejor evitarlos para no sentirse cansado y para no aumentar de peso.

Beneficiosos

Arroz inflado	Harina de avena	Salvado de arroz
Farro	Mijo	Salvado de avena

Indiferentes

| Harina de arroz | Harina de trigo común | Muesli |

Desaconsejados

Amaranto	Germen de trigo	Salvado de trigo
Cebada	Harina de maíz	Sémola de trigo
Centeno	Harina de trigo 00	Trigo sarraceno
Copos de maíz	Kasha	

Pasta y otros cereales

En este caso la elección concuerda con las mismas recomendaciones que para los cereales. Sin embargo, es necesario moderar el consumo de pasta y arroz.

Beneficiosos

| Harina de arroz | Harina de avena |

Indiferentes

Arroz basmati	Harina 00	Pasta fresca de trigo tierno
Arroz descasca-rillado	Harina de escanda	Quinoa
Arroz integral	Pasta de sémola de trigo duro	

Desaconsejados

Cuscús	Harina de centeno	Pasta de tupinambo
Harina con gluten	Harina de trigo	Trigo sarraceno integral
Harina de cebada	Kasha	

Hortalizas

Las personas de grupo B pueden comer una gran variedad de hortalizas, salvo algunas excepciones: los tomates, por ejemplo, deben evitarse porque contienen una lectina mal tolerada por el estómago.

Como ya hemos señalado, el maíz tampoco es muy adecuado, puesto que sus lectinas interfieren en la eficiencia de la insulina y del metabolismo.

Lo mismo ocurre con las aceitunas, las cuales contienen hongos microscópicos (moho) potencialmente responsables de provocar reacciones alérgicas.

Las personas de tipo B tienden a ser más vulnerables frente a las infecciones virales y las enfermedades autoinmunes, por lo tanto deberían comer muchas hortalizas de hoja verde, puesto que son ricas en magnesio, un mineral que ayuda al organismo a combatir mejor el estrés y, por tanto, contribuye a salvaguardar la eficiencia de las defensas inmunitarias.

Beneficiosas

Acelga	Col roja	Perejil
Berenjena	Col verde	Pimiento amarillo
Berza	Col de Bruselas	Pimiento rojo
Boniato	Coliflor	Pimiento verde
Brécol	Chirivía	Remolacha
Col blanca	Jalapeño	Setas shiitake
Col china	Patata dulce	Zanahoria

Indiferentes

Abelmosco	Col	Nabo
Acelga	Chalote	Nabo amarillo
Achicoria	Daikon (nabo blanco japonés)	Pepino
Ajo		Perifollo
Apio	Diente de león	Patata blanca
Berro	Endivia	Patata roja
Brotes de bambú	Escarola	Puerro
Calabacín	Espárrago	Rábano
Castaña de agua	Espinaca	Radicchio
Cebolla amarilla	Hinojo	Rucola
Cebolla española	Jengibre	Setas cultivados
Cebolla roja	Lechuga (todas)	Setas enoki
Cebolla verde	Nabito	

Desaconsejadas

Aceitunas españolas	Alcachofa	Tofu
Aceitunas griegas	Calabaza	Tomate
Aceitunas negras	Hojas de rábanos	Tupinambo
Aceitunas verdes	Maíz blanco	
Aguacate	Rábanos picantes	

Fruta

Las personas de tipo B pueden desahogarse comiendo fruta porque son verdaderamente pocas las que tienen que evitar (higos chumbos, caquis y granada).

La piña también es buena porque es rica en bromelina, que ayuda a combatir el meteorismo, un trastorno bastante común especialmente en las personas que no toleran mucho la leche y los quesos.

Sería una buena costumbre para estas personas esforzarse en comer diariamente al menos una o dos de las frutas de la lista de productos beneficiosos.

Beneficiosas

Arándanos rojos	Papaya	Uva concordia
Ciruela negra	Piña	Uva roja
Ciruela roja	Plátano	Uva negra
Ciruela verde	Uva blanca	

Indiferentes

Albaricoque	Higos frescos	Melón común
Arándanos	Higos secos	Melón de invierno
Bayas de saúco	Kiwi	Moras
Cerezas	Kumquat (China)	Naranja
Ciruela seca	Lima	Nectarina
Dátiles	Limón	Pera
Frambuesas	Mandarina	Pomelo
Fresas	Mango	Sandía
Grosella negra	Manzana	Uva espina
Grosella roja	Melocotón	Uva pasa
Guayaba	Melón Cantaloup	

Desaconsejados

Aguacate	Coco	Ruibarbo
Caqui	Granada	
Carambolo	Higo chumbo	

Zumos y bebidas

Los zumos de la fruta y de la verdura incluidos en la lista de alimentos beneficiosos para las personas de tipo B pueden ser de gran ayuda.

Vierta en un vaso grande una cucharada de aceite de lino, una cucharada de lecitina de soja en gránulos y 180-240 g de zumo de fruta. Mezclar y beber.

Este cóctel garantiza una buena reserva de colina, serina y etanolamina, sustancias de gran importancia para las personas de tipo B.

Beneficiosos

Zumo de arándanos rojos	Zumo de col	Zumo de piña
	Zumo de papaya	Zumo de uva

Indiferentes

Agua (con limón)	Zumo de ciruela	Zumo de verdura (de las hortalizas permitidas)
Sidra	Zumo de manzana	
Zumo de albaricoque	Zumo de naranja	
Zumo de apio	Zumo de pepino	Zumo de zanahoria
Zumo de cereza	Zumo de pomelo	

Desaconsejados

Zumo de tomate

Especias y edulcorantes

Las personas de tipo B pueden extraer grandes beneficios de las especias picantes como el jengibre, el curry y la pimienta de Cayena. La excepción son la pimienta blanca y la negra, que contienen lectinas dañinas. Los edulcorantes como el sirope y el almidón de maíz, la malta de cebada y la canela, pueden resultar irritantes para el estómago.

Beneficiosos

Curry
Jengibre
Perejil

Pimienta de Cayena
Rábano picante

Indiferentes

Agar-agar
Ajedrea
Ajo
Albahaca
Alcaparras
Alga laminaria
Algarroba
Anís
Azafrán
Azúcar blanquilla
Azúcar de caña
Bergamota
Cardamomo
Cebolleta
Chocolate
Cilantro
Clavo
Comino
Comino silvestre

Crémor
Cúrcuma
Estragón
Fécula
Guindilla
Laurel
Mejorana
Melaza
Menta
Menta piperita
Menta verde
Mostaza en polvo
Miel
Miso
Nuez moscada
Orégano
Páprika
Perifollo
Pimienta de Jamaica

Pimienta negra en
   grano
Romero
Sal
Salsa de soja
Salvia
Sirope de arce
Sirope de arroz
Sirope de arroz
   integral
Tamarindo
Tomillo
Vainilla
Vinagre balsámico
Vinagre de manzana
Vinagre de vino
   blanco
Vinagre de vino tinto

Desaconsejados

Almidón de maíz
Canela
Extracto de almendra

Gelatina
Malta de cebada
Pimienta blanca

Pimienta negra molida
Sirope de maíz
Tapioca

Infusiones

Las infusiones no desempeñan una función determinante en la alimentación de las personas de tipo B, pero hay pocas que deban evitar. Por lo general, las infusiones deberían emplearse para consolidar la condición de equilibrio necesaria para mantener en forma al aparato digestivo. En este sentido, por ejemplo, el jengibre puede usarse como estimulante y la menta piperita como calmante.

El ginseng es un potente tónico nervioso, seguramente muy beneficioso para los de tipo B pero, dada su actividad estimulante, debería ingerirse sólo por la mañana.

Beneficiosas

Ginseng	Menta piperita	Rosa canina
Hoja de frambuesa	Perejil	Salvia
Jengibre	Regaliz	

Indiferentes

Abedul	Dong quai	Olmo
Acedera	Equinácea	Pimienta de Cayena
Aquilea	Espino blanco	Raíz de regaliz
Alfalfa	Hidrastis	Saúco
Álsine	Hierba de San Juan	Té verde
Bardana	Hoja de fresa	Tomillo
Camomila	Maro	Valeriana
Corteza de roble blanco	Marrubio	Verbena
Diente de león	Menta verde	Zarzaparrilla
	Morera	

Desaconsejadas

Aloe	Fárfara	Tila
Barbas de maíz	Genciana	Trébol pratense
Bolsa de pastor	Lúpulo	Verbasco
Escutelaria	Ruibarbo	

Bebidas varias

Las personas de tipo B deberían limitarse a beber agua, infusiones y zumos de fruta y verdura. Aunque el café y el té no supondrían grandes problemas, el objetivo de esta dieta es gozar de una mejor salud y, si no quiere contentarse con un resultado parcial, es preferible evitarlos.

Beneficiosas

Té verde

Indiferentes

Café	Té negro	Vino tinto
Café descafeinado	Té negro sin teína	
Cerveza	Vino blanco	

Desaconsejadas

Agua de seltz	Bebidas con cola	Bebidas gaseosas
Agua de soda	Bebidas dietéticas	Licores

Superalimentación para el grupo AB

(Las indicaciones nutricionales contenidas en este programa
se completan con el Nutri-Hemotest@)

La dieta para el tipo AB

Lo que para unos es alimento para otros es áspero veneno.

Lucrecio

El grupo sanguíneo de tipo AB es relativamente joven y raro; apareció por primera vez hace menos de mil años y sólo el 2 % - 5 % de la población pertenecen a este grupo. Además, biológicamente también es muy complejo. De hecho, la presencia de dos antígenos le confiere características similares, en algunos aspectos, a las del tipo A y, en otros, a las del tipo B; en otros casos es también una fusión de ambos grupos.

Estas múltiples facetas pueden adquirir un valor positivo o negativo dependiendo de las circunstancias. Esa es la razón por la que la dieta de tipo AB debe seguirse con especial atención. Es más, para familiarizarse mejor con el esquema nutricional propuesto es aconsejable leer igualmente con atención los de los grupos A y B.

Por lo general, la mayoría de los alimentos dañinos para el tipo A y el B lo son de igual modo para el tipo AB, con la excepción de algunos alimentos como el tomate, que contiene lectinas capaces de aglutinar todos los grupos sanguíneos y parece que las personas del grupo AB lo toleran muy bien.

A menudo las personas AB son más resistentes y activas que las del tipo A, que son sedentarias por naturaleza. Esta gran actividad podría ser un legado de la memoria genética de los antepasados de tipo B.

La pérdida de peso

La presencia conjunta de características de tipo A y B influye notablemente tanto en el aumento como en la pérdida de peso y, a veces, puede dar algunos problemas. El estómago, por ejemplo, produce escasas cantidades de ácido (característica del tipo A).

Grupo AB: consejos útiles

1. Coma pescado y marisco.
2. Ingiera leche, lácteos y quesos preferiblemente no bovinos.
3. No se prive de hortalizas, sobre todo del tomate y de la fruta.
4. Opte por las grasas vegetales, sobre todo el aceite de oliva.
5. Reduzca el consumo de carnes rojas y evite los embutidos.
6. Limite el consumo de productos a base de harina de trigo, pasta incluida.
7. Evite el vinagre y los encurtidos.
8. Las únicas bebidas toleradas son el vino tinto, el café y el té.
9. Practique una actividad física relajante y moderadamente ardua.
10. Emplee los hemonutricéuticos (véase la lista en el capítulo siguiente).

Alimentos que favorecen el aumento de peso

Carnes rojas. Se digieren mal y tienden a favorecer la acumulación de grasa e «intoxica» el intestino.

Judías blancas. Hacen que la insulina sea menos eficiente, ralentizan el metabolismo y favorecen la hipoglucemia.

Judías de Lima. Hacen que la insulina sea menos eficiente, ralentizan el metabolismo y favorecen la hipoglucemia.

Semillas variadas. Favorecen la hipoglucemia.

Maíz. Hace que la insulina sea menos eficiente.

Trigo sarraceno. Favorece la hipoglucemia.

Trigo. Ralentiza el metabolismo, no permite hacer buen uso de las calorías y le resta eficiencia a la insulina.

Alimentos que favorecen la pérdida de peso

Tofu. Activa el metabolismo.
Pescado. Activa el metabolismo.

Leche y quesos. Mejoran la producción de insulina.
Hortalizas de hoja verde. Activan el metabolismo.
Alga laminaria. Mejora la producción de insulina.
Piña. Estimula la motilidad intestinal.

Incorpore estas recomendaciones al cuadro general de la dieta para el tipo AB.

Carnes y aves

A causa de la baja acidez gástrica, las personas de tipo AB no digieren bien la carne pero, al tratarse de un alimento valioso, el secreto para hacerla más aceptable consiste en consumir porciones pequeñas y con poca frecuencia. También es importante optar por las carnes mejor toleradas como las del cordero, el carnero, el conejo y el pavo.

Como ya hemos visto en el caso de las personas de tipo B, el pollo puede causar molestas irritaciones gástricas por lo que es mejor mantenerlo alejado.

De la misma manera, conviene evitar las carnes en conserva y los ahumados porque su ingesta, sumada a la escasa producción de ácido, puede aumentar el riesgo de tumores gástricos.

Beneficiosas

Carnero	Cordero
Conejo	Pavo

Indiferentes

Faisán	Hígado

Desaconsejadas

Cerdo	Corazón	Pato
Cerdo picado	Embutidos	Perdiz
Ciervo	Gamo	Pollo
Codorniz	Oca	Ternera

Pescados, crustáceos y marisco

El pescado es una buena fuente de proteínas para las personas de tipo AB. La única excepción son algunas variedades como la platija europea y la del Atlántico, que contienen lectinas poco digeribles. Una característica «heredada» del tipo A es el riesgo de desarrollar cáncer de mama, sobre todo si hay antecedentes familiares de este tipo de problema. En esos casos es importante introducir los caracoles en la dieta, ya que la *Helix pomatia* contiene una lectina muy potente capaz de aglutinar las células degeneradas que dan origen a las dos formas más comunes de cáncer de mama.

Beneficiosos

Atún albacora	Merluza	Salmón
Caballa	Mero	Trucha
Caracoles	Pescadilla	
Esturión	Sábalo	
Lucio	Sardina asalmonada	

Indiferentes

Arenque (fresco)	Corvina	Perca dorada
Calamares	Lenguado	Pez espada
Carpa	Mejillones	Pez gato
Caviar	Mustela	Pez sierra
Coregono	Oreja marina	Vieiras

Desaconsejados

Almejas	Gambas	Platija del Atlántico
Anchoas	Gambas de río	Platija europea
Anguila	Halibut o lenguado	Pulpo
Arenque (en salmuera)	del Atlántico	Rana
Bocina	Langosta	Róbalo
Cangrejo	Lubina	Salmón ahumado
Eglefino	Ostras	Tortuga
Esturión ládano	Pez limón	

Leche, lácteos y huevos

Por lo que respecta a la leche y los quesos, el componente B asume una función dominante sobre el A. Por lo tanto, hay vía libre para comer yogur, kéfir y quesos magros. Pero atención al componente A que se manifiesta con la tendencia a producir un exceso de moco, responsable de trastornos respiratorios, sinusitis y otitis. Cuando hay problemas de este tipo es conveniente reducir drásticamente el consumo de los productos caseosos.

Los huevos son una buena fuente de proteínas para el tipo AB, aunque tengan colesterol.

Para los que deben limitar su consumo, pero quieren igualmente disfrutar de sus beneficios existe un truco: si está preparando un plato con huevos, use una yema y dos claras.

Beneficiosos

Copos de leche	Leche de cabra des-	Queso de cabra
Feta	cremada	Requesón
Kéfir	Mozzarella	Yogur
	Queso fresco magro	

Indiferentes

Cheddar	Leche de soja*	Quesitos
Colby	Leche desnatada	Queso de soja*
Edam	Munster	Suero de leche
Emmental	Neufchâtel	Suizo
Gouda	Pastas saladas de	
Jarlsberg	queso	

*Buenas alternativas a los productos caseosos

Desaconsejados

Brie	Helado	Parmesano
Camembert	Leche entera	Provolone
Gorgonzola	Mantequilla	Suero de leche

Aceites y grasas

Las personas de grupo AB deben optar por las grasas de origen vegetal. El aceite de oliva, rico en ácidos grasos monoinsaturados, es beneficioso porque ayuda a proteger la salud del corazón y las arterias.

Beneficiosos
Aceite de oliva

Indiferentes

Aceite de cacahuetes	Aceite de hígado de	Aceite de lino
Aceite de colza	bacalao	

Desaconsejados

Aceite de algodón	Aceite de girasol	Aceite de sésamo
Aceite de cártamo	Aceite de maíz	

Semillas y frutos secos

Las personas de tipo AB tienen reacciones especiales ante las semillas y los frutos secos debido a las características contradictorias de los grupos A y B.

Son una buena fuente de proteínas y deben consumirse en cantidades moderadas porque contienen lectinas que pueden reducir la eficiencia de la insulina y, por lo tanto, crear los mismos problemas que afectan a las personas del grupo B.

Por otra parte volvemos a encontrar la preferencia de los del grupo A por algunas semillas como los cacahuetes, que estimulan el sistema inmunitario.

Las personas AB muestran cierta tendencia a desarrollar algunos trastornos de la vesícula biliar, por lo que deberían evitar comer frutos secos, que liberan anhídrido sulfuroso.

Como hemos visto, algunas semillas tienen efectos decididamente beneficiosos.

Entonces, ¿cómo proceder?

El dilema puede resolverse optando por las mantecas vegetales en vez de por las semillas enteras, ya que se toleran mejor.

Beneficiosos

Cacahuetes	Manteca de	Nueces
Castañas	cacahuetes	

Indiferentes

Anacardos	Manteca de almen-	Nuez de macadamia
Almendras	dras	Piñones
Lichis chinos (tama-	Nuez americana	Pistachos
rindos)	Nuez brasileña	

Desaconsejados

Avellanas	Semillas de amapola	Semillas de sésamo
Manteca de girasol	Semillas de calabaza	(tahini)
Manteca de sésamo	Semillas de girasol	

Cereales

Por lo general, las personas de tipo AB toleran bien los cereales. El único que puede crear algún problema es el trigo, porque puede favorecer una excesiva producción de moco.

Por lo tanto, si padece problemas respiratorios o bien otitis o sinusitis recidivante debería limitar el consumo de productos a base de trigo. Pero no existe una cantidad mínima establecida: cada uno debe encontrar la que se adapte a sus necesidades.

Existe otro problema relacionado con la parte interna del grano de trigo, que tiende a forzar la balanza de ácido/base hacia la acidez, lo cual no favorece a los del tipo AB porque sus músculos trabajan mejor en un contexto ligeramente alcalino.

Por todas estas razones que se han aducido es mejor limitarse a consumir productos a base de trigo una vez a la semana y hacerse análisis de orina.

Beneficiosos

Arroz inflado	Farro	Salvado de arroz
Harina de avena	Mijo	Salvado de avena

Indiferentes

Amaranto	Granulado de soja	Harina de trigo 00
Cebada	común	Salvado de trigo
Copos de soja	Harina de arroz	Sémola de trigo
Germen de trigo	Harina de trigo	Muesli

Desaconsejados

Copos de maíz	Kasha
Harina de maíz	Trigo sarraceno

Pasta y cereales

Las personas de tipo AB deben comer pasta sólo una o dos veces a la semana, pero pueden comer tanto arroz como quieran. El maíz y el trigo sarraceno también se toleran mal, pero pueden sustituirse por avena y centeno. El salvado y el germen de trigo están permitidos sólo una vez a la semana.

Beneficiosos

Arroz basmati	Harina de arroz	Harina de germen de
Arroz descascarillado	Harina de avena	trigo
Arroz integral		

Indiferentes

Cuscús	Harina de trigo inte-	Quinoa
Harina blanca	gral	
Harina con gluten	Pasta de sémola de	
Harina de cebada	trigo duro	
Harina de farro	Pasta de trigo tierno	

Desaconsejados

Kasha	Pasta de tupinambo	Trigo sarraceno

Hortalizas

Las hortalizas frescas son una fuente importante de vitaminas y minerales, sustancias muy valiosas para el organismo.

Ayudan a combatir las enfermedades cardiovasculares y los tumores, trastornos que afectan a las personas de tipo A y AB con una frecuencia superior a la que se registran en otros grupos sanguíneos. Las hortalizas deben comerse varias veces al día, un objetivo fácil dado que las posibilidades de elección son variadas.

Los tomates, que las personas A y B no toleran bien, pueden consumirse con tranquilidad. Me percaté de ello haciéndoles el test de orina a muchos pacientes del grupo AB que comían tomates regularmente.

Beneficiosas

Acelga	Boniato	Hojas de mostaza
Ajo	Brécol	Patata dulce
Alfalfa	Chirivía	Pepino
Apio	Col verde	Perejil
Berenjena	Coliflor	Remolacha
Berza	Diente de león	Tofu

Indiferentes

Abelmosco	Cilantro	Lechuga (todas)
Aceitunas españolas	Col blanca	Nabitos
Aceitunas griegas	Col china	Nabo
Aceitunas verdes	Col roja	Nabo amarillo
Acelga	Col de Bruselas	Patata blanca
Achicoria	Colinabo	Patata roja
Alga marina o lechuga de mar	Comino silvestre	Perifollo
Berro de agua	Chalote	Puerro
Brotes de bambú	Daikon (nabo blanco japonés)	Rábano picante
Calabacín	Endivia	Radicchio
Calabaza	Escarola	Rucola
Castaña de agua	Espárragos	Setas cultivadas
Cebolla amarilla	Espinaca	Setas enoki
Cebolla morada	Hinojo	Tomate
Cebolla roja	Jengibre	Zanahoria

Desaconsejadas

Alcachofa	Maíz amarillo	Pimiento verde
Aceitunas negras	Maíz blanco	Rabanitos
Aguacate	Pimiento amarillo	Setas shiitake
Jalapeños	Pimiento rojo	Tupinambo

Fruta

En lo que respecta a la fruta, el organismo de tipo AB se comporta de forma parecida al del tipo A, tanto en los casos de intolerancias como en lo beneficioso. Así pues, lo ideal es optar por las frutas más alcalinas, como la uva, las ciruelas y los frutos del bosque, que ayudan a equilibrar la acidez muscular provocada por algunos cereales.

Ciertas frutas tropicales, como el mango y la guayaba, se toleran poco, mientras que la piña sienta muy bien, sobre todo como tónico digestivo.

De entre las frutas más comunes hay que eliminar las naranjas, porque son irritantes para el estómago y pueden interferir en la absorción de algunos minerales indispensables.

Resulta extraño, pero otro cítrico, el pomelo, aun teniendo una acidez comparable a la de la naranja, forma parte de la lista de frutas beneficiosas. De hecho, el pomelo no sólo no irrita el estómago sino que desarrolla cierto grado de alcalinidad después de la digestión.

Los limones también son buenos porque estimulan las funciones del aparato digestivo y ayudan a eliminar el exceso de moco de las vías respiratorias; sin contar que la vitamina C contenida en estos cítricos y en otras frutas desempeña una función antioxidante muy útil para combatir el desarrollo de posibles tumores.

Por último, destaquemos que no hay nada positivo que decir sobre el plátano, ya que perturba notablemente la digestión de las personas de tipo AB.

Puesto que el plátano representa una fuente muy importante de un mineral como el potasio, sería aconsejable compensar la ingesta del mineral con frutas como los albaricoques, higos y algunas variedades de melón.

Beneficiosas

Arándano rojo
Cerezas
Ciruela negra
Ciruela roja
Ciruela verde
Higos frescos

Higos secos
Kiwi
Limón
Piña
Pomelo
Uva concordia

Uva espina
Uva negra
Uva roja
Uva verde

Indiferentes

Arándano
Albaricoque
Ciruela seca
Bayas de saúco
Dátiles
Frambuesa
Fresas
Grosella negra

Grosella roja
Kumquat (China)
Lima
Mandarina
Manzana
Melocotón
Melón Cantaloup
Melón común

Melón de invierno o
   de Malta
Mora
Nectarina
Papaya
Pera
Sandía
Uva pasa

Desaconsejadas

Aguacate
Caqui
Carambolo
Coco

Granada
Guayaba
Higo chumbo
Mango

Naranja
Plátano
Ruibarbo

Zumos y bebidas

Las personas de tipo AB deben empezar el día bebiendo un vaso de agua tibia con el zumo de medio limón, de esta forma podrán eliminar el exceso de moco acumulado durante las horas nocturnas. Luego sería conveniente beber un vaso de zumo de pomelo o papaya diluido con un poco de agua mineral.

Por lo general, es preferible optar por zumos de frutas y hortalizas alcalinas como las cerezas negras, los arándanos silvestres, las zanahorias y las uvas.

Beneficiosos

Zumo de apio	Zumo de cerezas	Zumo de zanahoria
Zumo de arándano rojo	Zumo de col	Zumo de uva
	Zumo de papaya	

Indiferentes

Agua (con limón)	Zumo de manzana	Zumo de verdura
Sidra	Zumo de pepino	(las permitidas)
Zumo de albaricoque	Zumo de piña	
Zumo de ciruela	Zumo de pomelo	

Desaconsejados
Zumo de naranja

Especias y edulcorantes

Las personas del grupo AB deben limitar la ingesta de sodio. Es preferible saborear los alimentos con sal marina o con laminaria que, entre otras cosas, tiene un efecto beneficioso para el corazón y el sistema inmunitario y ayuda a no acrecentar un eventual sobrepeso.

El miso también es útil y sirve para preparar una sopa deliciosa o una salsa muy sabrosa.

Y, a propósito de sabores, el ajo puede usarse con generosidad: es un tónico excelente y posee una actividad antibiótica demostrada.

No obstante, hay que evitar todas las variedades de pimientas y vinagres.

Para condimentar las ensaladas puede utilizar el zumo de limón acompañado de hierbas aromáticas o aceite aromatizado.

Por último, el azúcar y el chocolate están permitidos, pero en cantidades mínimas.

Beneficiosos

Ajo	Miso	Rábano
Curry	Perejil	

Indiferentes

Agar-agar (extracto de algas)
Ajedrea
Albahaca
Algarroba
Azafrán
Azúcar blanquilla
Azúcar de caña
Bergamota
Canela
Cardamomo
Cebolleta
Chocolate
Cilantro
Clavo

Comino
Crémor
Cúrcuma
Eneldo
Estragón
Fécula
Laminaria
Laurel
Mejorana
Melaza
Menta
Menta piperita
Menta verde
Miel
Mostaza en polvo

Nuez moscada
Páprika
Perifollo
Romero
Sal
Salsa de soja
Salvia
Sirope de arce
Sirope de arroz
Sirope de arroz integral
Tamari
Tamarindo
Tomillo
Vainilla

Desaconsejados

Alcaparras
Almidón de maíz
Anís
Chile rojo
Extracto de almendras
Gelatina
Guindilla

Pimienta blanca
Pimienta de Cayena
Pimienta negra en grano
Pimienta negra molida
Sirope de maíz
Tapioca

Vinagre balsámico
Vinagre de manzana
Vinagre de vino blanco
Vinagre de vino tinto

Infusiones

Las personas de tipo AB pueden disfrutar de las propiedades de muchas infusiones de hierbas para estimular el sistema inmunitario y asegurarle mayor protección al corazón y las arterias y prevenir los tumores.

La alfalfa, la bardana, la camomila, la equinácea y el té verde aumentan las defensas del organismo; el espino blanco y la raíz de regaliz son beneficiosos para el aparato cardiocirculatorio; el diente de león, la raíz de bardana y las hojas de fresa aumentan la absorción del hierro y previenen la anemia.

Beneficiosas

Alfalfa	Equinácea	Jengibre
Bardana	Espino blanco	Regaliz
Camomila	Fresa (hojas)	Rosa canina
Diente de león	Ginseng	Té verde

Indiferentes

Diente de león	Perejil	Tomillo
Hidrastis	Pimienta de Cayena	Valeriana
Jengibre	Raíz de regaliz	Verbena
Marrubio	Romero	Zarzaparrilla
Menta piperita	Rosa canina	
Menta verde	Salvia	
Olmo	Saúco	

Desaconsejadas

Aloe	Fenogreco	Ruibarbo
Barba de maíz	Genciana	Verbasco
Bolsa de pastor	Lúpulo	
Escutelaria	Tila	
Fárfara	Trébol pratense	

Bebidas varias

Beneficiosas

Café descafeinado	Té verde

Indiferentes

Agua con residuo fijo inferior a 50 mg/l y pH ≥ a 6.8	Vino blanco
	Vino tinto

Desaconsejadas

Bebidas con cola	Bebidas gaseosas	Té negro (una taza/día)
Bebidas dietéticas	Licores	Té negro sin teína

Los hemonutricéuticos: suplementos para cada grupo sanguíneo

*La única manera de mantenerse en buena salud
es comiendo lo que no te apetece,
bebiendo lo que no te gusta
y haciendo lo que preferirías no hacer.*

Mark Twain

Si le concedemos importancia al bienestar físico y a la belleza natural que proporciona, debemos empezar a familiarizarnos con los términos siguientes: cosmecéuticos (de *cosmaceutical*, acuñado en 1970 por el profesor Kligman, de la Universidad de Pennsylvania), nutricéutico (*nutraceutical*, por el doctor De Felice, de la Fundación Americana para la Innovación de la Medicina, en 1989), nutricosmecéuticos (*nutricosmoceutical* en 1998), cosmenutricéuticos (*cosmoneutriceutical* en el 2000), y hemonutricéuticos (Panfili y Mangani, 2002).

Cosmecéutico es un término estadounidense, un híbrido entre un cosmético y un fármaco, definición que supone una validez científica comprobada. Lo mismo ocurre con los nutricéuticos, pero en este caso se hace referencia a suplementos que sean realmente activos y se hayan comprobado en el marco de una investigación científica incontestable.

Los hemonutricéuticos son los suplementos de base, los ladrillos de la construcción de la «catedral de la integración nutricional» que debería empezar a conocer cualquiera, independientemente de su ámbito de intereses. Una especie de ABC, cuyas letras se necesitan para formular las palabras de la historia de la vida de cada uno.

Es importante adquirir este conocimiento con pertinencia, centrándose en el objetivo de la supervivencia, el mantenimiento de la salud y la prevención de las enfermedades. Deberemos basarnos en una investigación científica objetiva y clara, combinada con el apoyo de estructuras comerciales que decidan respetar la vida sin pisotearla por meros intereses de carácter económico.

Hay mucha confusión sobre el tema, por ejemplo, un exceso de beta-caroteno alfa puede causar una hipervitaminosis que puede provocar pérdida de cabello. La ingesta de vitamina E en los días anteriores a una intervención quirúrgica puede alterar el tiempo de coagulación sanguínea desencadenando una irrefrenable hemorragia. La metionina es un aminoácido muy valioso para las personas de grupo 0, mientras que para las de grupo A puede resultar contraproducente. La misma cantidad de carne roja puede provocar gota a una persona A, pero es la panacea por excelencia para el grupo 0.

Por estas razones es preciso crear un organismo que controle la información científica, actualmente carente o inexistente en el sector de la dietética y los cosméticos. No espere que el Estado se preocupe por la prevención, porque morirá esperando.

Dispóngase a trabajar porque el organismo que se va a ocupar de la tutela de la sanidad es usted y nadie más. Es muy cierto que la primera medicina se elabora en la cocina y, de hecho, una alimentación correcta ayuda, pero no puede compensar los estragos de las nuevas tecnologías radiactivas, de combinación genética, etc., que hacen que el uso de los suplementos no sólo sea útil sino ineludible.

La consigna es integración, sobre todo y especialmente entre medicina tradicional y medicina alternativa, entre ambiente y prácticas terapéuticas en el respeto y la coherencia de una concepción global del individuo, reconsiderado como único en su aspecto físico, mental y espiritual, de inspiración ortomolecular, fiel al principio del multipremiado y Nobel profesor Linus Pauling, que si estuviera vivo hoy seguro que abrazaría con entusiasmo la «hemodietología» en el marco de la medicina ortomolecular.

Para recuperar los imperecederos conceptos de inspiración hipocrática que consideran «el cuerpo humano como un templo», hay que empezar por conocerse mejor a través de la lectura de un texto como el que casi ha acabado de leer, que le permita familiarizarse mejor con su maravillosa máquina.

¿Quién se cree las mentiras nutricionales que sostienen que la leche proporciona el calcio necesario para el esqueleto?

Si la leche proporcionara verdaderamente este mineral y curase la osteoporosis (caracterizada por la desmineralización ósea del calcio) esta enfermedad no existiría, puesto que no hay un solo anciano que no se beba su tacita de leche al menos una vez al día...

Después del destete, los seres humanos ya no toleramos más la leche y el único grupo que la aguanta más o menos (y si no es bovina) es el grupo B.

No existe una dieta para todos, del mismo modo que no existe un vestido o un zapato válido para todos, cada uno debe cortar, coser y confeccionar a medida y con dedicación el que será el traje de su calidad de vida.

En cada uno de ustedes, queridos lectores, se esconde un «sastre genial», ¡ayudémosle a trabajar mejor!

Los hemonutricéuticos ortomoleculares para los diferentes hemogrupos

Al querer seleccionar qué fitosuplementos utilizar en el ámbito de los grupos sanguíneos, no podemos dejar de hacer mención de los hemonutricéuticos. Utilice sólo productos garantizados y comercializados en farmacia.

Hemonutricéutico para el grupo 0
Semillas de calabaza, L-metionina, tupinambo, álsine, ajo, fenogreco, rosa canina, jengibre, col rizada, zarzaparrilla, espinacas, olmo americano (*Ulmus fulva*), brécol, lúpulo, concentrado de ciruela, raíz de taraxaco, higo, achicoria, abelmosco, regaliz, perejil, *Fucus vesiculosus*, menta piperita, piridoxina HCL, coenzima Q10, ácido fólico, calcio.

Hemonutricéutico para el grupo B
Té verde, hojas de frambuesa, setas shiitake, col rizada, brécol, lecitina, coliflor, arándano rojo, clorella, L-glutation, ascorbato de magnesio, ginseng siberiano, hojas de remolacha, ácido lipoico, extracto de semillas de uva, jengibre, papaya, perejil, pimienta de Cayena, regaliz, rosa canina, menta piperita, salvia, propóleo, *Tribulus terrestris*, zinc, L-arginina, *Panax ginseng*.

Hemonutricéutico para el grupo A
Ginseng siberiano, extracto de semillas de pomelo, alfalfa, col rizada, aloe, abelmosco, brécol, concentrado de higos, ajo, concentrado de ciruelas, té verde, ácido lipoico, *Echinacea angustifolia*, bardana, espino blanco, alcachofa, perejil, astrágalo, vitamina C, cereza concentrada, valeriana, hierba de San Juan, camomila, jengibre, fenogreco, semillas

de calabaza, rosa canina, hojas de remolacha, *Taraxaco officinalis*, cianocobalamina, achicoria, ascorbato de zinc, selenito de sodio, zanahoria, cebolla, azafrán.

Hemonutricéutico para el grupo AB

Alfalfa, hojas de fresa, bardana, cúrcuma, camomila, ajo, equinácea, perejil, vitamina C, extracto de cereza, ginseng, extracto de semillas de pomelo, té verde, extracto de semillas de uva, espino blanco, brécoli, regaliz, coliflor, rosa canina, *Taraxaco officinalis*, cianocobalamina, col rizada, ascorbato de zinc, selenito de sodio, astrágalo.

Solicite nuestro catálogo general ilustrado a:

Terapias Verdes S.L.
Aragón, 259, entlo. E
08007 Barcelona

correo electrónico: ediciones@terapiasverdes.com